Harmonizing *Your* Craniosacral System

©2004, 2011 by Daniel Agustoni. All rights reserved.
The right of Daniel Agustoni to be identified as author of this work has been asserted by him in accordance with the Copyright, Designs and Patent Act 1988.
The translation is based on Harmonizing Your Craniosacral System by Findhorn Press / North Atlantic Books.

Photos: All exercises and models of the cranium by Tom Schneider; graphics by Michael Hartmann and Susanne Noller copyright© Sphinx-Craniosacral-Institut Basel, Switzerland; models of the cranium on pages 5 and 97 copyright © SOMSO

安全のための注意：本書に記す情報は一般的な情報として書かれています。健康状態に懸念のある場合は、必ず事前に医療従示者に相談してください。本書に書かれたテクニックや施術法は、読者自身の判断と責任においてご利用ください。

クラニオセイクラルセラピー

健康と運命を自分で支配する法則

著者
ダニエル・アグストーニ
Daniel Agustoni

監修
松本 くら

翻訳
千代 美樹

「ニュートラル」な体験を

　クラニオセイクラルは、とてもシンプルで、とても奥深いエネルギーワークで、特徴的な点は施術者自身がリラックスして落ち着き、[ニュートラル] な状態に入った時に初めて、からだの深い所からの展開が起きて来るというところにあります。

　[ニュートラル] とは、施術者の心に湧いてくる想いや意図をすべて手放した、静かで鎮まった状態。無心なままで、からだの声に耳を傾け、起きてくることも、起きてこないことも、受け入れ続ける意識状態といえます。

　この状態に入り、軽く触れていくと、からだは深層にたくわえている真実を教えてくれます。からだが常に最良のバランスに向う知恵を持っていること、深いリラックスは、からだと心と魂が [ひとつ] になった状態を味わわせてくれること、その [ひとつ] は宇宙ともつながっていること…。そんな真実を [体験] する時、施術者もクライアントも一緒に、満ち足りて幸せな気持ちになります。

　治療効果を第一義にしないクラニオセイクラルのワークは、なかなか人に説明しにくいものですが、本書は、セルフケアという形で表現することで、その難しさを楽々とクリアしています。私は、監修の作業のなかで、ここにあるセルフケアの誘導の言葉に誘われ、日常生活から離れた [ニュートラル] の醍醐味を何度も味わせてもらいました。

　お読みになる方々が、からだと共にある静謐のなかで、ご自身に起こるさまざまな変容体験を味わっていただけたら幸いです。

松本 くら

目次

「ニュートラル」な体験を──松本 くら iv
本書によせて──ウィリアム・マーティン・アレン viii
日本語版刊行によせて ix
はじめに 2
頭蓋仙骨系_{クラニオセイクラル・システム} 5
セルフケアの重要なガイドライン 12

1 緩めるエクササイズとセルフマッサージ 22

一般的なリラクセーションエクササイズ 22

体を揺らし、緩め、伸ばす 22
- 体を揺らして緩める 23
- 筋肉をたたき、揺り動かし、振動させる 24
- 体を伸ばす 25
- 胸腺をたたく 26

セルフマッサージ 27
- 足のマッサージ 27
- 肋骨弓をリラックスさせる 28
- 腹部のマッサージ 30
- 咀嚼筋を触診し、伸ばし、マッサージ 32
- 頭皮のマッサージ 35
- 耳のマッサージ 36

2 意識と知覚のエクササイズ 37

身体意識を高めるエクササイズ 37

呼吸 37
- 呼吸を感じ、観察する 38

循環呼吸 39

リソース―意識してパワーの源とつながる 40

足、脚、骨盤、仙骨―大地とつながる意識を自分の中心に向ける、部位をつなぐ ... 41

仙骨と脊柱と後頭骨のつながりを感じる 42

胸郭、肩甲骨、肩、腕、頸椎、頭部を感じる 44

体の部位を個別に感じる 45

内臓を知覚し、触れてリラックスさせる 45

体の部位と部位の移行部を知覚し、リラックスさせ、つなぐ 45

骨盤部 47

腹部 48

横隔膜部 48

胸部 49

喉と首 49

口 50

目 50

体の各部位と部位間の移行部をつなぎ、リラックスさせる 51

腺の働きとチャクラバランスを向上させる 52

全体としての体 53

3 頭蓋仙骨系を調和させる 54

自己調整力と深いリラクセーションを促す 54

自己触診 54

体のリズム（呼吸のリズム、心臓の鼓動、クラニオセイクラル・リズム）を知覚し、識別する ... 55

大腿、骨盤の両端、頭部でクラニオセイクラル・リズムともっとゆっくりとした体のリズムを聴く ... 58

クラニオセイクラル・リズム 61

頭蓋仙骨系をリラックスさせる 67

仙骨をリラックスさせる 68

横臥位で仙骨を緩める 74

仙骨と後頭骨に触れてリラックスさせる 76

仙腸関節をリラックスさせる 78

骨盤で静止点を誘導する 81

- 後頭骨で静止点を誘導する（第4脳室の「コンプレッション」）..................82
- 結合組織をリラックスさせる..................84
- 結合組織をリラックスさせる（組み合わせ）..................88
- 軽い筋膜グライディングで結合組織をリラックスさせる..................91
- 頭部（頭蓋骨）をリラックスさせる..................93
- 頭蓋底と後頭骨をリラックスさせる..................94
- 頭蓋縫合を感じ、リラックスさせる..................97
- 頭蓋の骨に触れ、その動きを聴く..................99
- 前頭骨に触れる..................101
- 頭頂骨に触れてリラックスさせる..................102
- 側頭骨をリラックスさせる..................106
- 後頭骨をリラックスさせる..................110
- 鼻骨をリラックスさせる..................111
- 顔の骨を感じ、リラックスさせる..................113
- 側頭下顎関節をリラックスさせる..................115
- 上顎骨に触れてリラックスさせる..................116
- 下顎骨をリラックスさせる..................119
- Vスプレッド・テクニック..................122

付録..................123

クラニオセイクラル・セラピーとその施術について..................123
- プロによるクラニオセイクラルの施術の内容..................124
- クラニオセイクラルの施術の非構造的側面..................125

セルフケアの組み合わせ..................133
セルフケアのための索引..................135

本書によせて

　クラニオセイクラル・セラピーの起源は注目に値します。このセラピーは、ウィリアム・ガナー・サザーランド博士が「頭蓋骨は固まったままではなく動きを持つものだ」と気づいたことから始まっているのです。この気づきがサザーランド博士の生涯にわたる探究のきっかけとなり、その後、クラニオセイクラル・セラピーの数々の貴重なアプローチが考案されました。

　初期のクラニオセイクラル・セラピーは、骨と膜に働きかける機械的アプローチが中心でした。この動きの制限への働きかけが、やがて、体が楽になる流れと方向にしたがう流動的で間接的なアプローチに進化し、自己調整と自然治癒を促すものとなりました。

　クラニオセイクラル・セラピーが重視する点は、かつては病気を治すことでした。しかし、今日では、内なる健康の設計図とつながって、体が本来持っている知恵と癒しの源泉に働きかけることが重視されています。ダニエル・アグストーニは、クラニオセイクラル・セラピーの施術者および指導者としての自らの経験をもとに、さまざまなセルフケアの方法を綿密に考え、順序立てて解説しています。

　本書は、とくに以下の点で、価値があります。

- クラニオセイクラル・セラピーの複雑な理論が、理解しやすいかたちで説明されており、楽しく活用できるよう工夫されている。
- クラニオセイクラル・トリートメントの手順を通して、個人が自分の幸福に責任を持つ方法を教える本であり、その基本姿勢自体に健康を促す力がある。
- 包括的でわかりやすく、幅広い層の人びとの関心とニーズに対応している。

　ドイツ語版の複数回にわたる改定を経たうえで、今回の英語版が発行されることで、いまや世界中の人びとがこの本を読むことができるようになりました。

ウィリアム・マーティン・アレン

日本語版刊行によせて

　これから紹介する概念や、選び抜いたセルフケアの数々、エクササイズの組み合わせ方は、私の長年のセラピストおよびインストラクターとしての経験にもとづいています。私は25年以上前から各種のリラクセーション・テクニックに関心があり、とくにセルフヘルプ（自助）の可能性にはひとかたならぬ興味を持ち続けてきました。1992年にはマッサージのコースのなかで、セルフケアとして、気づきというリラクセーションのエクササイズを教え始めました。これらのエクササイズのなかには、私が各種のトレーニングで学んだものに少し修正を加えたものもあります。静止点（スティルポイント）を誘導する方法と自分でVスプレッドを行う方法を教えてくださったのは、ジョン・E・アプレジャー博士です。長年の師であるウィリアム・A・アレン博士は、私がクラニオセイクラルの分野で研究を続けていくことを、ずっと励ましてくださいました。そのおかげで、歳月をかけて、これらのテクニックやエクササイズを開発し、試し、洗練させることができました。

　私はリラクセーションのテクニックをクラニオセイクラルのコースでも教えています。セルフケアのエクササイズは、グループで実践すると、効果が高まることがあります。クラニオセイクラル・フロー[訳注：著者が開発した自己治癒を促す独自のアプローチ]のコースの生徒たちは、各自のクライアントとの実践に備え、グループで実践してみることで、この本に書いた以上のことを学んでいます。

　すでにクラニオセイクラルのコースに出席している人や、セラピストとして開業している人にとっては、本書は、自身の健康に役立つだけでなく、クライアントに施術をするさいに役立つでしょう。

　私自身にとっては、これらのセルフケア・エクササイズは、身体感覚を深め、1日のうちに蓄積した緊張をリリース（解放）するのに役立っています。また、短時間で深くリラックスするのにも役立っています。私は、クラニオセイクラル・フローのセッションを仲間にやってもらうことで、自分をケアする場合もありますが、本書に示すエクササイズのいくつかを毎日起床時や休憩時、就寝時に実践しています。すでに生活の一部になっているのです。いつもそのときどきの事情や環境や体の感覚に応じて、適切と感じられるケアを直観で選んでいます。湯船に浸かりながら、あるいは温泉やサウナなどの十分にリラックスできる場所で行うと、とても効果的です。

指示や手順のなかには瞑想ガイドのように書いたものもあります。それによって頭蓋仙骨系を緩め、サポートし、体の自己調整力を高めることができるからです。そして体の自己調整力が高まることにより、自己治癒力も強化され、それが若さの源泉ともなるのです。

これから解説するエクササイズを通して、体を内なるリズムと知恵に同調させてください。何も無理なことはしないでください。自分にやさしく触れてください。自分に時間とゆとりを十分に与えてください。そして、リラクセーションがひとりでに湧き起こるのを楽しみましょう。

不快や不安を感じる手順があれば、そこは飛ばしてください。エクササイズの効果を高めるためにクラニオセイクラル・セラピストのトリートメントを受けてみることも、お勧めします。

私の最初の著書『クラニオセイクラル・リズム』（ガイアブックス2011）にもセルフケアの手順と（脳脊髄液の流れを促すための）瞑想ガイドを少し載せていますが、それらが大きな満足につながったという感想が、読者から寄せられています。

本書はクラニオセイクラルのコースや講義で寄せられた、たくさんのリクエストをもとに、最初は2004年に出版されました。ドイツ語の原書は現在第6版が刊行されており、すでにオランダ語、ハンガリー語、ポルトガル語、英語、フランス語、中国語に翻訳されています。読者（本書と同じタイトルのCDリスナー）から、自然に癒しが起こった、眠りに入りやすくなった、夜を通してよく眠れるようになった、などの感想が届いています。感想をくださったすべての方に感謝いたします。

スイスでは、セルフヘルプ（健康生成論［訳注：病気の原因を解明するのではなく、健康になるための要因を知り、強化する、という考え方］の理解）が政府承認の補完代替医療に含まれており、健康保険会社の多くが、クラニオセイクラル・セラピーなどの、効果の認められた新しいヒーリング・メソッドをカバーしています。

本書を日本の幅広い読者にお届けできることは大変な喜びです。クラニオセイクラルのセルフヘルプはあなたのマインドフルネス、リラクセーション、レクリエーションを促進してくれます。

本書のエクササイズを通して読者のみなさんが大きな喜びと平和を、そして何より幸福と素晴らしいリラクセーションを手に入れることを、願ってやみません。

ダニエル・アグストーニ
2015年夏 スイス、バーゼルにて

クラニオセイクラルセラピー

健康と運命を自分で支配する法則

はじめに

不健康なストレスと自然なリラクセーション

　緊張とリラクセーションは、昼と夜、内と外のように、正反対のものです。現代社会では大量の刺激が、ラジオ、テレビ、コンピュータ、携帯電話、インターネットなどを通して、私たちの感覚に押し寄せてきます。

　そのうえ、私たちは職場や私生活でも、たびたびプレッシャーやストレスを感じています。多くの人が外側にばかり関心を向けているのです。その結果、自然にリラックスして、体と心と魂を十分に休ませることが、どんどんできにくくなっています。リラックスできない人は、ストレスのせいで自律神経系が乱れ、交感神経系だけが活発になります。緊張とリラクセーションの間を自由に行き来する振り子（「内」と「外」を行き来する、とも言えます）が、見捨てられると、やがては健康と生活の質が損なわれます。ストレスが根付いて、腰痛や慢性的な睡眠障害、心臓発作などに発展することは、めずらしくありません。

　さらに残念なことに、人びとの多く、とくに人を助ける職業に就いている人の多くは、リラックスしたいという内なる要求と、絶え間なくふりかかる負担のバランスをとろうとしません。そんな生活が長く続くことで、病気になったり燃え尽きたりするのです。

パート１のエクササイズ
スローダウンして自分の中心に入っていく

パート２のエクササイズ
リラックスして身体感覚を高める

パート３のエクササイズ
深いリラクセーションに入る。それにより頭蓋仙骨系（クラニオセイクラル・システム）、とくに中枢神経系を包む膜をリラックスさせ、脳脊髄液の流れを促す

自分へのケア

　私たちにふりかかる負担はこの先減っていくとはかぎりません。それどころか増えていくかもしれません。私たちはストレスに対処するために、新たな、より意識的な方法をとる必要があります。

　私は長年の間に、考え方のさまざまな大勢の人が、わずか数分間のクラニオセイクラル・エクササイズでリラックスしていくのを見てきました。自分へのケアは、日常のストレスを健康的に「解毒」する役に立ちます。

クラニオセイクラル・エクササイズにより増強・促進されるのは、

- より深い身体感覚と、内と外に対する体の気づき
- 乱暴な手技でなく、繊細なタッチを通してのリラクセーション
- あらゆる感覚、とくに触覚
- 自己調整力、免疫力、体の再生力
- 人、とくに子どもやティーンエイジャーの発達のプロセス
- 内なる平和

　緩めるエクササイズ、セルフマッサージ、意識と気づきのエクササイズは、学校に通う子どもにもティーンエイジャーにもおとなにも適しています。学校の授業やスポーツクラブ、健康体操グループやリラクセーショントレーニングなど、指導者のいるグループで利用するのもよいでしょう。

クラニオセイクラル・エクササイズに適するのは、

- クラニオセイクラルに対して知識はないが興味があり、リラクセーションと身体感覚を深めたい人
- クラニオセイクラルの施術を受けたことがあり、痛みの症状のない人
- クラニオセイクラルの施術者になるトレーニングを受けている人
- クライアントにエクササイズを紹介したいクラニオセイクラルの施術者
- 理学療法士、クラニオセイクラル以外のボディーワーク施術者、代替療法の施術者などのプロフェッショナル

エクササイズには、先入観を持たず、オープンで穏やかな心で、子どものような驚きを持って取り組んでください。やり遂げなければならないことなど、何もありません。リラクセーションはただ、起こることが許されるのを待っています。
　どのエクササイズがよいと感じるか、自分の感覚をよく味わい、幸福とリラクセーションを深めてください。自分自身の健康に責任を持ちましょう。あなたを助けるエクササイズが、ここにあるのですから。

　リラクセーションにいたるには、少し努力が必要です。とはいえ、リラクセーションを無理やり引き起こすことはできません。リラクセーションは自然の法則（かつ、緊張の解毒剤）であり、体と心と魂はただ、私たちが思いを手放してそこに入っていくのを待っています。リラクセーションは自然に起こり、静かな観察、判断しない意識、手放す心を通して深まっていくのです。

頭蓋仙骨系
<small>クラニオセイクラル・システム</small>

　本書のおもな目的は、身体感覚に同調してそれを深めていくエクササイズと、頭蓋仙骨系のシンプルなセルフケアを紹介することです。したがってここで頭蓋仙骨系やクラニオセイクラル・セラピーの包括的な説明をするつもりはありません。それらについては、著書『クラニオセイクラル・リズム』（ガイアブックス）をお読みください。

　また、クラニオセイクラルのプロによる施術のおおまかな内容については、p.123を参照してください。

　エクササイズの視覚化を促すために、頭蓋仙骨系、とくに頭蓋骨のイラストと写真は、パート3「頭蓋仙骨系を調和させる」（p.96と97）にも載せました。

頭蓋仙骨系を構成するのは、

- 外側は、頭蓋（クラニアム）、脊柱、仙骨（セイクラム）（ここから「クラニオセイクラル」という名前がついた）
- 内側は、脳脊髄膜（中枢神経系を覆う膜）
- 脳脊髄液

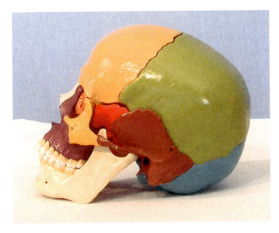

頭蓋骨

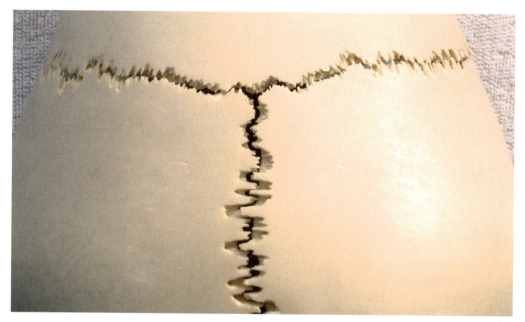

頭蓋縫合：冠状縫合と矢状縫合とブレグマ(冠状縫合と矢状縫合の接合点)

　頭蓋仙骨系を直接的、関節的にリラックスさせることによって、頭蓋の骨と骨を関節のようにつなぐ頭蓋縫合が、柔軟になって緩んできます。同時に、頭蓋骨の穏やかなリラクセーションが脳脊髄膜（とそれにつながる他の構造）に伝わります。こうして脳脊髄膜の過度の緊張が緩み、脳脊髄液の流れがよくなります。また、頭蓋仙骨系全体とそのリズムが、さらには体の自己調整力と自己治癒力が改善します。

2つの例

- 頭頂骨を緩めることによって、そのすぐ内側に広範囲に広がる膜と、大脳鎌の緊張が穏やかに緩みます。大脳鎌は大脳を左右に分ける硬膜で、頭蓋内の垂直方向の膜の大半を構成しています。
- 側頭骨に「イヤプル」などのテクニックを用いることによって、小脳（小脳テント）が緩みます。小脳テントは頭蓋内の水平方向の膜です。

これらのリラクセーションにより、
- 集中力と学習能力が高まる
- 大脳の血液循環が促される
- 頭蓋内と頸椎周辺の緊張が緩む
- 内分泌系その他の体の機能が改善する（p.10-p.11を参照）

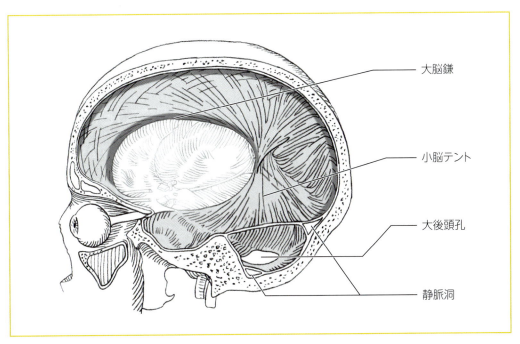

大脳鎌と小脳テントの側面

後頭骨と仙骨の間の脊髄硬膜

　頭蓋内の髄膜は、頭蓋骨の底部にある大後頭孔を出ると脊髄膜（硬膜、クモ膜、軟膜からなる）となって尾骨まで続きます。クラニオセイクラル・リズムは後頭骨からおもに脊髄硬膜（硬膜管）を介して仙骨に伝わるので、仙骨でも、組織が正常に動いていれば、触診できます。

脊髄硬膜が付着するポイントは、

- 後頭骨の大後頭孔
- 第2、3頸椎(C2/3)の内側
- 仙骨上部(S2)

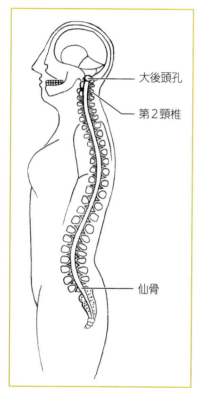

脊髄硬膜、頭蓋骨内の膜と、その付着点

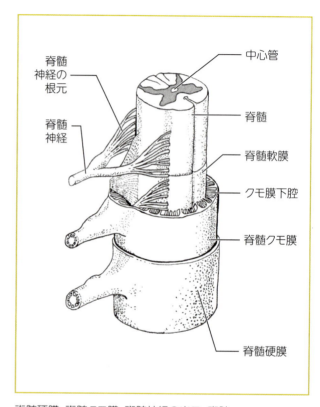

脊髄硬膜、脊髄クモ膜、脊髄神経の出口、脊髄

脳脊髄液

　脳脊髄液は、動脈血を原料に、脳室の内壁にある脈絡叢でつくられます。脳脊髄液はエネルギーと情報の重要な運び手であり、貯蔵庫です。オステオパシーの創始者、アンドリュー・T・スティルは、「脳脊髄液は、すでにわかっている構成要素のなかで最高のものである」、「脳脊髄液は光に包まれた液のようだ」と言っています。

間脳の周辺、つまり第3脳室の周辺では、脳脊髄液は、脳波と脳の活動をコントロールする左右の視床からの刺激に影響されます。最近の研究によって、脳脊髄液は下垂体と松果体からホルモン情報などを運び、中枢神経系全体に行き渡らせることがわかっています。さらに、神経の作用は、体、心、魂を含むあらゆるレベルからの情報の影響を受けていると思われます。

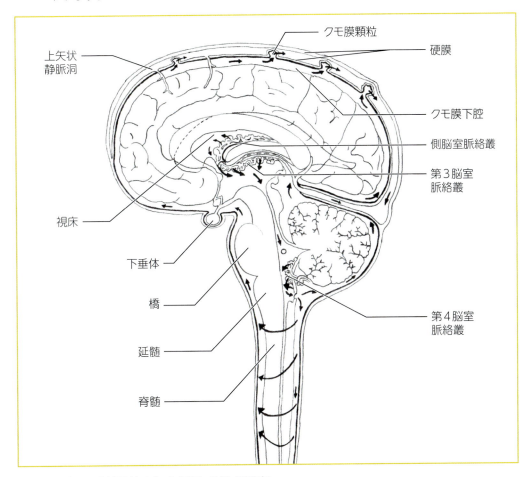

脳内での脳脊髄液の生成、流通、分配、再吸収

脳脊髄液の重要な役割は、

- 保護：脳と脊髄を守っています。脳脊髄液の重さは脳とほぼ同じです。脳の重さは実際には約1350gですが、脳脊髄液と髄膜と頭蓋内圧のおかげで50g程度に感じられます。

- 栄養：豊かな成分により脳の機能を助けます。脳脊髄液にはブドウ糖、各種タンパク質、ナトリウム、カルシウム、マグネシウム、カリウムなどのミネラルが含まれています。また、エンドルフィンなどの神経伝達物質も検出されています。
- 洗浄と浄化：24時間に4-7回、約110-170mlの液体が頭蓋仙骨系のなかで入れ替わっています。毎日約500-700ml産生される脳脊髄液は、波のような動きによって、脳と脊髄の古い細胞を、静脈とリンパ管を経由して処分しています。
- 中枢神経系のサポート：中枢神経系の機能は、脳脊髄液中のナトリウムやカリウムやカルシウムなどの金属イオンによって促されています。

　脳脊髄液は、頭蓋冠近くの上矢状静脈洞（硬膜静脈洞）に再吸収されます。そこで圧が加わることによって、クモ膜顆粒を経由して静脈系に入ります。さらに脊髄硬膜に沿う神経の出口を通って体に広がり、リンパ系に集められて除去されます。

頭蓋仙骨系と、体のその他の系との関係

　頭蓋仙骨系と体のその他の系、つまり循環器系（動脈と静脈）、神経系、内分泌系（ホルモンを分泌する器官）、リンパ系、呼吸器系、筋骨格系（筋肉、結合組織、筋膜、靭帯、腱、関節）とは密接に関係し、相互に影響し合っています。
　頭蓋仙骨系がリラックスし、クラニオセイクラル・リズムが継続的にしっかりと刻まれると、ほかの各系の機能も促され、全体が調和します。

体の各系は、頭蓋仙骨系に直接的、間接的に影響されています。頭蓋仙骨系のバランスが整うと、たとえば、

- 脳神経の入り口と出口のスペースが広がることにより、脳神経の機能が改善されます。これにより知覚と運動のプロセス全体によい影響があります。
- 自律神経系のバランスが改善されます。これによりストレスが軽減され、外部からの刺激の処理能力が高まります。
- 筋肉と結合組織がリラックスします。驚くことに、筋肉の停止部と靭帯の多くは頭蓋仙骨系に属する骨とつながっています。筋肉と結合組織の過度の緊張は頭蓋仙骨系に影響をあたえるのです。たとえば、硬くなった肩甲帯は、上部胸椎、頸椎、頭蓋骨への移行部を圧迫し、姿勢に影響したり頭痛の原因となったりします。結合組織の緊張も、クラニオセイクラル・リズムが全身でどのように知覚されるかに関係しています。

- 循環器系の機能が改善します。その結果、脳梗塞や心臓発作が予防されます。
- リンパの流れが改善し、体の解毒と浄化が促されます。
- 内分泌系に影響します。内分泌系は感情、睡眠、ホルモン分泌、体温、水分バランス、血圧、空腹感などをコントロールしています。集中的な研究のおかげで、内分泌系と頭蓋仙骨系の関係は明らかになりつつあります。内分泌系が人間にとってきわめて重要な機能を持つことや、肉体と精神と魂のすべてに影響を及ぼしていることに、議論の余地はありません。人体の発達と人の幸福は、内分泌系の正常な機能にかかっています。生き生きしたクラニオセイクラル・リズムは、内から外に向かいながら、脳と体のあらゆる部位を精妙に刺激し活性化しているのです。

クラニオセイクラル・リズムについて、さらに詳しくはパート3のp.61-p.66を参照してください。

クラニオセイクラル・セラピーとクラニオセイクラル・セルフケアとの区別

クラニオセイクラル・セルフケアは、プロによるクラニオセイクラルの施術の効果を高めます。プロによる施術の内容と効果の概要については付録を参照してください（p.124を参照）。

クラニオセイクラル・セルフケアは、私が開発した概念「クラニオセイクラル・フロー」の包括的なトレーニングの一環として行っているものです。クラニオセイクラル・セラピーを受けた人の多くは、これほど穏やかなボディーワークがこれほど深く心地のよい効果をもたらすことに驚きます。クライアントはたいてい、セッションを6-12回ほど受ける間に身体感覚を高めていきます。プロによるセッションとセッションの間に、本書に示すエクササイズを実践すると、身体感覚をさらに高めるのに役立つでしょう。

セルフケアの
重要なガイドライン

　エクササイズの実践に入る前に、基本的なアドバイスをいくつかしておきましょう。エクササイズはテーマにしたがって、以下の3つに分類してあります。

緩めるエクササイズとセルフマッサージ（パート1）
　心身を緩め、意識を内側に向けるための一般的なエクササイズです。リラクセーション・テクニックを用いるエクササイズの経験がほとんど、または、まったくない人は、このパートのエクササイズから始めることをお勧めします。このエクササイズにより頭蓋仙骨系（クラニオセイクラル・システム）を間接的にリラックスさせることができます。ほとんどのエクササイズは立位で（立って）または座位で（座って）行います。パート2と3のセルフケアの準備として最適です。

意識と知覚のエクササイズ（パート2）
　最小限のテクニックと穏やかなタッチで体をリラックスさせる、シンプルなエクササイズです。頭蓋仙骨系のリラクセーションを直接的、間接的に促します。臥位（横になって）または座位で行うものがほとんどで、全身の意識を高める効果があります。パート3のセルフケアの準備になります。

頭蓋仙骨系（クラニオセイクラル・システム）を調和させる（パート3）
　頭蓋仙骨系をリラックスさせるための自己触診（セルフパルペーション）とセルフケアです。ほとんどのエクササイズは頭蓋仙骨系に直接触れて行います。無理なことは何もせず、きわめてやさしく丁寧なタッチで行います。ほとんどは臥位または座位で行います。リラックスした状態で始められるように、パート1と2のセルフケアのどれかを行っておくことをお勧めします。セルフケアの組み合わせ方は、3例をp.133-p.134に載せました。

エクササイズの実践の方法

　これから紹介するセルフケアはすべて、穏やかにゆっくりと行います。ゆっくりと時間をかけて、自分自身と自分の体に自然に湧き起こる感覚に注目し、驚嘆するのに任せていれば、幸福感とリラクセーションに達することができるでしょう。各エクササイズに記載した継続時間は目安にすぎません。ひとつの施術を30秒で済ませるか、10分かけるかは、直観で決めましょう（さらに詳しくはp.20-p.21を参照）。

　ゆったりと落ち着いて行うのが効果的です。何かを成し遂げなければと自分にプレッシャーをかけてはいけません。成功を期待すると、不必要なストレスが生じ、エクササイズの効果が弱まります。

　不快を感じるエクササイズがあれば、それは飛ばし、次のエクササイズに進みましょう。

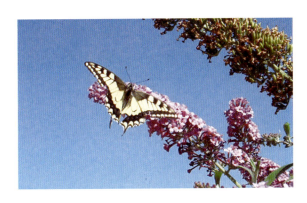

胴、首、頭へのタッチは
ゆっくりとやさしく、
そして蝶の
羽ばたきのように軽く

　エクササイズを速いスピードで、あるいは無理に行うと、自分自身や自分の頭蓋仙骨系に負担をかけることになります。エクササイズの手順や手のポジションは、目的ではなく、目的までの道のりです。この道の途中で、幸福感やリラクセーションや深い再生感覚などの「オアシス」を見つけていくうちに、しだいに体と心と魂が一体となる体験が増えていくでしょう。

　クラニオセイクラルのセッションを受けたことのある人は、1時間ほどただ横になり、自分から積極的に何もしなくてよい状態がどれほど気持ちのよいものかを、知っています。そうしたセッションの体験があれば、セルフケアとしてエクササイズを行うときも、穏やかさややさしさが必要であることを理解しやすいと思います。

　座位または臥位で行うリラクセーション・エクササイズのなかには、湯船のなかでできるものもあります。温水に浸かったときの体の軽さと温かさが、流れに「身を任せる」助けになります。

エクササイズは明るく楽しい気持ちで行いましょう。何も達成しなくてよい時間を、楽しんでください。一切の努力をやめ、幸福感の高まりに意識を向けましょう。そして、ときどき、体の一番気持ちよく感じられる部位に注意を向けてください。それができれば、自然なリラクセーションへの道は開けています。そして、自然なリラクセーションをさらに深め、広げていくこともできます。私たちは、リラックスする力を生まれながら持っているのです！

エクササイズをしながら、ときどき目を閉じ、どんな感じがするかに注目してください。大切なのは行為でもテクニックでもありません。幸福感の高まりやリラックスした呼吸、手放す感覚を意識し、知覚することが、大切なのです。

セルフケアは、自分に対する意識を高め、自分を愛することにつながります。また、自分を施術することで、圧とタッチの違いがわかるようになり、気づきを深める「聴き方」が判るようになります。その効果はとくにパート2と3で顕著です。

私たちは、不快を敏感に感じとるのは素晴らしく得意です。その並はずれた能力を考えれば、組織の精妙な動きを知覚し、ゆっくりとした体のリズムを聴くことも、私たちにできないはずはありません。重要なのは、自分の手と体の感覚を信じることです。私たちの両手と、オープンな心は、セルフケアをするごとに調整され、訓練されていく、敏感な道具なのです。

両手を当てた組織がリラックスして、次のようになっていくことに気づいてください。

- 広がっていく
- やわらかくなっていく
- 温かくなっていく
- 満ちていく

リラックスして体の組織にやさしく触れると、触れた部分に次のような「セラピューティック・パルス」(p.68を参照) を感じることがあります。

- 温かさや冷たさの放出
- 筋肉の痙攣
- 強い拍動

これらは組織がリラックスし始めたサインです。このときに、次のことに同時に気づくかも

しれません。
- 組織の硬化または軟化
- 重さまたは軽さ
- エネルギーの流れ、または体の温かさ
- 心に浮かぶ映像、色、香り
- 記憶の浮上

これらを観察しながら、触れている体の部位に注意を向け続けてください。

セラピューティック・パルスを感じたあと、組織に新たな感触が生じましたか？ 何が変わりましたか？ 体の部分的なリラクセーションが体の他の何かに、あるいは幸福感に変わりましたか？

セルフケアの効果

リラックスすると、副交感神経系が優位になることで自律神経系全体が強化され、自己調整と内側からの再生が促されます。高度な調整を司る神経系は、緊張と弛緩の間を状況に応じて高速で揺れ動きます。この機能のおかげで、人は短い休息で素早く深く回復することができるのです。人はリラックスすることを通して、再生し、回復する力を取り戻すことができます。再生し、回復する力は体を調整するための自然の資源であり、それがあってこそ、私たちは健康な体、完全な体をめざすことができるのです。リラクセーションと自己調整力は、組み合わさることで若さの源泉となります。それらは私たちのエネルギーの流れと生命力、免疫系、内なるバランスを向上させるのです。

私たちは、呼吸が変化したこと、肩や下顎が緩んできたこと、腸の蠕動運動（または腹鳴）が始まったことなどに気づくことがあります。こうしたことは、体が緊張を手放し始めたこと、つまり体がリラックスし始め、自律神経系が自己調整して内側からバランスをとり始めたことを示しています。

セルフケアの目に見える、または知覚できる効果は、プロによっても一般の人びとによっても繰り返し確認されています。大勢の人が、かつて体験したことのないほどの深いリラックスができるようになった、よく眠れるようになった、などの報告をしています。そうした人たちは、明晰さや落ち着き、満足、度胸、集中力などの質の芽生えも感じています。五感が研ぎ澄まされて、自分の内側と外側をより敏感に知覚できるようにもなっています。元気が出て活発になったという人や、目がよくなってコントラストや色が以前より鮮明に見えるようになったとい

う人もいます。これらはどれも知覚が研ぎ澄まされた結果です。

　これから紹介するセルフケアと意識のエクササイズは、精妙な身体感覚のトレーニングにもなっています。エクササイズによって、自分自身と自分の体に愛を向け、それらを信じ、それらのゆっくりとしたさまざまリズムとともに内なる知恵に耳を傾けるように導かれます。

　意識してリラクセーションを感じ、続いて起こる効果を味わうことには、大きな意味があります。そうすることによって新たな身体感覚が芽生え、深まり、自分のなかに定着するのです。リラクセーションの前後の感覚を意識して観察することにも、脳に新たな身体感覚に気づかせ、それを記憶させる意味があります。エクササイズを通して体全体の意識が高まれば高まるほど、ポジティブな変化が起こり、神経や潜在意識に定着します。心と自律神経系も、（呼吸を通して）変化を記録し、記憶します。リラクセーションは頭蓋仙骨系を調和させ、体のあらゆる系の機能をサポートするのです(p.10-p.11を参照)。

本書のエクササイズのすべてに多大な効果があります。

エクササイズにより高まるのは、
- 学習能力、集中力
- 知覚と運動の機能とバランス
- 消化力、浄化力、解毒力

エクササイズによりサポートされるのは、
- 自由な呼吸
- 姿勢、背部、筋骨格系全体
- 体と感情と魂の調和

エクササイズが役立つのは、
- リラックスするとき
- 睡眠に入るとき
- 試験や歯の治療などストレスの高い状況の前後
- 短時間の休息で深くリラックスしたいとき

　これらは多様な可能性のほんの数例であり、セルフケアの効果には個人差があります。あなたもエクササイズをするたびに、新たな例を見つけるでしょう。

セルフケアをしてはいけないとき

どんな事情であれ、病気のときや、事故や、大きなショックやトラウマを受けたときには、これらのエクササイズを、適切な専門家に見守られることなく、ひとりで行ってはいけません。そのようなときには、体の自己調整力が弱まり、医師や代替医療やクラニオセイクラルのプロの施術者、あるいはトラウマ専門のセラピストなどの助けが必要な場合が多いからです。また、セルフケア中に強い感情が湧いてきた場合も、専門家のサポートを受けることが必要であり、有効でもあります。

● 頭部へのセルフケアの禁忌症についてはp.93を参照してください。

エクササイズの順序について

ゆっくりと、なめらかに、やさしく

初めにパート1の「緩めるエクササイズとセルフマッサージ」のエクササイズを1つか2つ実践し、続いてパート2の「意識と知覚のエクササイズ」のエクササイズをいくつか実践してから、パート3の「頭蓋仙骨系を調和させる」のエクササイズを始めることをお勧めします。

しかし、すでに十分にリラックスしている人や、穏やかなボディーワーク・セラピーに慣れている人は、どこから始めてもかまいません。好きなエクササイズを選び、施術計画を立てて好きな順番で行ってもよいし、ページの順に行ってもよいでしょう。

セルフケアの組み合わせ方については、p.133-p.134に3例を載せてあります。

始める前の大切な準備

セルフケアで気分がよくなればなるほど、また、自分と体のためのスペースが広がれば広がるほど、始める前に最適な環境をつくっておくメリットが大きくなってきます。

エクササイズを数回行ってみれば、適切な準備を整える習慣ができてくるでしょう。短い準備の「儀式」が習慣になるかもしれません。準備を整えることで、体が幸福感とリラクセーションになじみやすくなるのです。

以下の準備には確かな効果があります。

静かで安全な場所
エクササイズはつねに安全な場所で行いましょう。邪魔が入らずにリラックスできるように、できるだけ静かで安全で心地のよい環境を選んでください。

新鮮な空気
少しの間、窓を開けて部屋を新鮮な酸素で満たしておきましょう。換気の悪い部屋にいると眠くなります。

室温
季節にもよりますが、室温を少し調整するとよいでしょう。横になったときに多くの人が快適と感じる室温は摂氏20-24度です。

室内の雰囲気
美しいキャンドルを灯したり、精油をほのかに香らせたり、エクササイズのサポートになる音楽を流したりしてもよいでしょう。

できれば留守番電話のボリュームは下げ、腕時計は外し、置き時計は何かで覆い、携帯電話は音が鳴らないように電源を切っておきましょう。バイブレーションの音でも妨げになることがあります。

しめつけない服
呼吸の自由な流れを妨げないゆったりとした服を着ましょう。ぴっちりしたシャツやパンツは避け、ベルトや時計やアクセサリーは外しましょう。スポーツウェアを持っているならそれでもよいですが、しめつけないものであれば、普通の服でかまいません。

温かい毛布やセーター
リラクセーション中に血圧が下がった場合や肌寒くなった場合に備え、手元に毛布などを置いておくとよいでしょう。足が冷えやすい人は最初から温かい靴下をはいて行いましょう。

エクササイズのための実践的アドバイス

- まず深呼吸を数回して呼吸器を広げる。
- それからリラックスして自然な呼吸を続け、呼吸の流れを止めないようにする。
- 下顎を緩める。
- ときどき目を閉じる。そうすることによって、視覚に支配されていた注意をほかの感覚にも向けることができるようになる。

実践がむずかしいエクササイズや不快を感じるエクササイズは飛ばしましょう。

立位（立った姿勢）で行うエクササイズ

足は肩幅に開き、両足を平行にします。しっかりと大地とつながる(グラウンディング)ことができるように、膝、腰、骨盤はつねにリラックスさせておきます。

座位（座った姿勢）で行うエクササイズ

座って、足、脚、骨盤、坐骨、仙骨を通して大地とつながっていることを感じます。

椅子は座り心地のよいものを選びましょう。高さの調節や心地よさのために、必要であれば、クッションや毛布を使ってください。肘かけや背もたれのない安定した丸椅子がお勧めです。背もたれのある椅子を使う場合は、寄りかかりたくならないかチェックし、寄りかかりたくなる場合は、浅く腰かけて背中を自由にしてください。椅子の座面の縁が大腿に食い込まないかどうかもチェックし、食い込むようなら、さらに浅く座りましょう。

座位でテーブルに肘をついてセルフケアをする場合は、椅子を十分に低くするかテーブルを十分に高くしてください。前かがみにならず、背筋を伸ばしてリラックスすることが大切だからです。必要に応じ、肘の下に折り畳んだ毛布を置いて調節してください。

臥位（寝た姿勢）で行うエクササイズ

やわらかく心地よいところに横たわるようにしましょう。ベッドやマッサージテーブルがなければ、やわらかいベッドカバーやヨガマットや布団、シーツを覆ったプラスチックのマット（キャンピングマット、スリーピングパッド、体操用マット、フォームラバーなど）やエアマットを使ってもよいでしょう。

クッションや枕： 仰臥位（仰向けに寝た姿勢）や横臥位（横向きに寝た姿勢）のときは、頭の下にクッションや畳んだ毛布を置いて高さを調節してください。

臥位（寝た姿勢）で行うセルフケア・エクササイズのほとんどは仰臥位（仰向けの姿勢）で行います。

　背中や体へのストレスを減らすために、巻いた毛布を膝の下に置いてください。膝や脚を少し高くして休ませるために、毛布を1、2枚敷いてもよいでしょう。頭からつま先まで、体のどこがどのように下からの支えに触れているかを、意識するようにしてください。

背中が楽な姿勢

　臥位のときも座位のときもつねに背中が楽な姿勢を保ってください。

体を寝かせるとき

　座った姿勢から、体の側面に沿って、体を転がすように倒していきます。

体を起こすとき

　寝た姿勢のまま体を横に回して横向きになり、それからゆっくりと上体を起こして座った姿勢になります。

　座ったときや、その後歩き始めたときの新たな身体感覚に気づくことができるように、また、体のバランスと血液循環が変化に対応できるように、時間をかけてゆっくりと体を起こしましょう。

継続時間

　各エクササイズには継続時間を記していますが、これは絶対ではないので、体の要求にしたがって時間を決めてください。エクササイズにまだ慣れず、知覚に対する意識が十分に高まっていないうちは、長めの時間をかけるとよいでしょう。エクササイズに慣れて知覚が研ぎ澄まされてくるにつれ、より直観的にエクササイズができるようになってくるので、時間はあまり重要でなくなってきます。

　リラクセーションのあとに人と会う約束があったり、決まった電車に乗らなければならなかったりなど、すぐに日常生活に戻らなければならない場合には、目覚まし時計をセットしておくとよいでしょう。音がまったくしないか、ほとんど聞こえないものであれば、エクササイズ中に時間を気にせず「永遠の時間」にとどまるのに役立つでしょう。

セルフケアのあとは十分な時間を

感覚を辿る

　エクササイズのあとは感覚を辿る以外のことは何もしない時間を、5分以上とってください。これは体験を深める貴重な静寂の時間です。また、この時間をしっかりとることで、体と心と魂がこの自然な状態を記憶するので、次のエクササイズのときにより速く容易にリラックスできるようになります。意識して（エクササイズの前後の）違いや変化を感じることで、リラクセーションの体験をよりしっかりと定着させることができるのです。

　深くリラックスしたあとはつねに、日常の現実に適応するための時間を十分にとるようにしましょう。

自分を元気づける――日常の活動に戻るとき

　リラクセーションから日常の活動への移行は慎重に行うことをお勧めします。活動を再開するときは、多忙な日常から十分に自分を守ってください。すぐに道路に出なければならない場合などは、状況に十分に反応できるように、とくに注意が必要です。

　少し速めに深めの呼吸をすると、取り込む酸素の量が増えるので、元気が出て注意力も向上します。パート1の緩めるエクササイズは、少し速めに行うと、元気になるためのエクササイズとして用いることもできます。

1 緩めるエクササイズとセルフマッサージ

一般的なリラクセーション・エクササイズ

　以下に紹介する「緩めるエクササイズとセルフマッサージ」でできるだけ多くの喜びとリラクセーションを味わうために、「はじめに」（p.2-p.4）と「セルフケアのための重要なガイドライン」（p.12-p.21）を読んでおくことをお勧めします。この2つの章に書いた情報はきわめて重要で、これから紹介するすべてのエクササイズを行ううえで、考慮に入れておくべきことです。

　パート1のエクササイズのほとんどは立位で行うことができ、一部は座位や臥位でも行うことができます。

体を揺らし、緩め、伸ばす

　犬や猫は毎日、気持ちよさそうにだらりと力を抜いたり、伸びをしたりして、よい見本を示してくれています。ペットなどの動物からは、学ぶことがたくさんあります。動物は、体によいことを本能的に行っているからです。

　最初はエクササイズに少しためらいを感じるかもしれませんが、ひとたびそれを克服すれば、心身の状態が変わり、喜びやパワー、幸福な高揚感を十分に味わうことができるようになります。緩めるエクササイズは、息を強く吸ったり吐いたりしながら行えば、元気になる効果もあります。

エクササイズのどの動作も、心地よく感じるようにつくられています！

以下の緩めるエクササイズにより促進されるのは、

- 脚と骨盤周りの筋肉のリラクセーション（安定性、可動性、柔軟性につながる）
- 骨盤底のやわらかさ、強さ
- 腰と臀部の筋肉の自由度と適度な緊張
- 全身の姿勢と安定性
- 仙骨、骨盤、脊柱の柔軟性
- 胴、肩、首、頭蓋底のリラクセーション
- 横隔膜と呼吸器系と頭蓋仙骨系の機能

体を揺らして緩める   2分

立位（座位も可）

エクササイズの実践

1. 腕と手をゆっくり、ぶらぶらと振ります。肩、肘、手首、手、指の力は抜いて行ってください。これらの部位はぶらぶらとやさしく振ることで緊張をとることができます。振りながら、緊張を呼吸とともに吐き出すように意識します。
2. 足を通して大地とつながり、膝と臀部をシーソーのように動かして骨盤を緩めます。この動作を少しずつ上に広げて胴を上っていき、肩、首、腕、手、指を揺らして緩めてください。動作を終えると各部位は再び別々になります。動作中は呼吸を止めないようにしてください。下顎を緩め、感覚を味わいながらリラックスしてください。

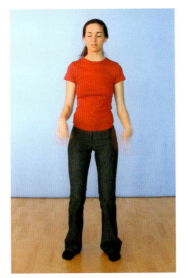

体を揺らして緩める

筋肉をたたき、揺り動かし、振動させる　　2分

立位または座位（臥位も可）

　長時間座って仕事をしていると、骨盤と大腿の筋肉と腱と靭帯が収縮したり硬くなったりします。

エクササイズの実践

　腕と手首と手を使って、たたき、揺り動かし、振動させることによって、骨盤の筋肉を緩めます。まず準備として、手首、肩、肘を軽く振って緩めます。坐骨の痛みや腰痛、原因不明の静脈瘤のある人は、安全のため、このエクササイズは行わないでください。

1. *筋肉を交互にたたく*
   - 少し丸みを持たせた手のひら　または
   - 緩い握りこぶし

   のどちらかを用います。手首を柔軟にして手のひらまたは握りこぶしを楽に揺らしながら、前腕を動かしてたたきます。

   手のひらまたは緩い握りこぶしで、速めにリズミカルに、以下の部位をたたきます。
   - 大腿の前面と後面の筋肉
   - 骨盤の側面の筋肉
   - 大転子の周り（きわめて軽く）
   - 骨盤周りのすべての筋肉、とくに筋肉が多いと感じられる部位は念入りに
   - 仙骨の両側、続いて仙骨（軽く）

   　関節は完全に避けるか、または、手のひらできわめて軽くたたくか振動させるだけにしましょう（写真を参照）。

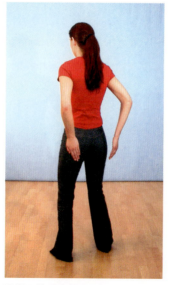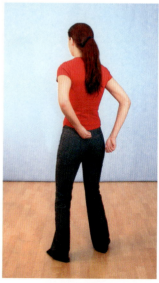

臀部と仙骨を軽くたたく　　左：手のひらで　右：緩い握りこぶしで

2. たたいたのと同じ部位を手で揺り動かします。手のひらを皮膚と筋肉のできるだけ広い表面と接触させて行ってください。手を皮膚の上で滑らせるのでなく、手の下の筋肉を速めにリズミカルに、前後に動かします。筋肉の動きに気を配りながら、リズムに乗って行ってください。
3. 揺り動かすのとほぼ同じ要領で、もっと軽く振動させます。今度は筋肉をリズミカルに前後に動かすのでなく、筋肉を表面で軽く振動させてください。圧を少しずつ強めて組織の奥に進んでいき、より深いところを振動させて緩めていきます。

体を伸ばす　　　　　　　　　　　　　　　　　　　　　　　　　2分以上

立位、座位、臥位

エクササイズの実践

　伸ばしすぎてはいけませんが、軽い伸びをしたときに感じる程度の、気持ちのよい緊張を味わってください。だらりと力を抜いたり、伸びをしたり、あくびをしたり、ため息をついたり、息を大きく吐いたりなどの、ゆっくりとした気持ちのよい動作とともに、それまで感じていた緊張を追い出し、楽しみながら手放してください。自由に伸ばす動作は、しだいに流れるような動きになり、胴全体、腕や脚全体を含む全身に広がっていくかもしれません。伸ばしながら、時には盛大に息を吸ったり吐いたりしてください。

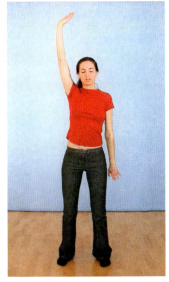
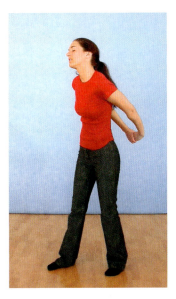
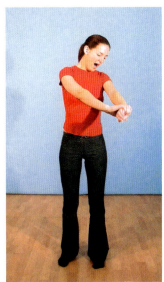

気持ちよく体を伸ばす

あくび

　下顎を数回上げ下げしてから、大きな声を出してしっかりとあくびをします。すべての緊張を吐き出し、息を吸うごとに新鮮な空気とパワーを取り込みましょう。

胸腺をたたく　　　　　　　　　　　　　　　　　　　　　　　　　1分

　　　立位、座位、臥位

　胸腺は胸骨の上半分の奥にあるリンパ系の主要な臓器で、T細胞を産生し、免疫系や体の成長や骨の代謝に重要な役を果たしています。

　数千年前のギリシア人は胸腺が体の生命エネルギーに影響を及ぼすことを知っていました。thymus（胸腺）の語源であるギリシア語のthymosには、「生命力」「生命」「魂」「心」などの意味があります。胸腺は病気やストレスがあるときは、それに反応して小さくなり、体と心と魂のバランスがとれているときや、愛や喜びや信頼や自信を感じているときは、大きくなります。心と体はつながっているので、美しい言葉や音楽にも反応して大きくなるようです。

エクササイズの実践

　胸骨を軽くたたくことで胸腺を刺激し、胸腺の機能を助けることができます。下顎を緩め、呼吸を止めずに行ってください。

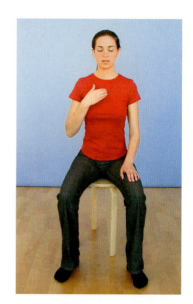

胸腺をたたく

セルフマッサージ

　セルフマッサージも本書のすべてのエクササイズと同様に、努力して行うのでなく、穏やかに気持ちよく行います。自然な呼吸をしながら行い、ときどき目を閉じて感覚をしっかりと味わってください。

　初めは軽い圧でゆっくりと行います。感覚を味わいながらであれば、スピードも圧も少しずつ増していってかまいません。意識が離れるのを避け、速すぎる圧や強すぎる圧によって不必要なストレスホルモンがつくられるのを避けます。自分に愛を持ってマッサージしてください。ときどき、マッサージした部位に触れたまま、手を止めてみてください。そして何もせず、ただ聴いてください。

　セルフマッサージは、さまざまな強さの圧とただ聴くためのタッチとの違いを学ぶよい方法です。また、パート2と3のセルフケアにも役立ちます。

足のマッサージ　　　　　　　　　　　　　　　　　　　2-10分
座位（胴の下部と臀部の柔軟性により臥位も可）

　ときどき、できることなら毎日、休憩時や1日の始まりに、足のマッサージを楽しんでください。アーモンドやアルニカやホホバなどの天然のマッサージオイルを使うとそれなりのメリットもありますが、とくに何も使わなくてもかまいません。

このセルフマッサージにより促進されるのは、

- 足と足首の柔軟性
- 健康的な歩き方と姿勢
- 骨盤と仙骨を介して頭蓋底に伝わる機能障害の予防効果
- （リフレクソロジーの反射区刺激による）内臓への適切な血液供給

エクササイズの実践

　足を気持ちよくマッサージします。好みに応じてスピードと圧を調整してください。足の指とその関節をやさしく揉んだり、引っ張ったりします。踵や足首やアキレス腱を含む足全体もマッサージしてください。アキレス腱は、両手で両側から、上から下まで押さえていったり、小

さな動きで揉んだり、軽く伸ばしたりしてください。
　リフレクソロジーの反射区や指圧のツボや経絡を知らなくとも、足全体をマッサージすれば、そうしたエネルギーポイントの多くを刺激することができます。

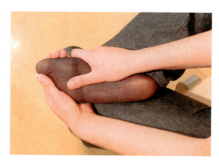 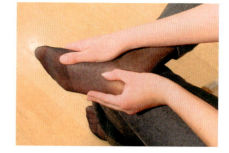

足のマッサージ

肋骨弓をリラックスさせる　　　　　　　　　　　1分

座位または臥位（立位も可）

　呼吸に重要な役割を果たす横隔膜は肋骨弓の下にあります。横隔膜が自由でリラックスしていると、深い呼吸がしやすくなります。
　横隔膜は体と心と感情と魂に関するさまざまな情報を抱え込んでおり、それを緊張度や柔軟性というかたちで表しています。横隔膜は喜びや楽しみに対してと、嘆きや恐れや痛みに対してとで違う反応をするのです。横隔膜はショックがあるごとにそれを取り込みますが、それを手放す方法も知っています。笑うことや、リラックスして「循環呼吸」（p.39を参照）を行うことで、ショックを手放しているのです。

このセルフマッサージにより促進されるのは、

- 呼吸時の胸部と腹部の自由な動き
- さまざまな臓器の動き
- 胴全体の広がり
- 浄化力、消化力、活力
- （言葉および言葉以外による）自然な表現力

エクササイズの実践

　両手を肋骨弓の下に沿って内側から外側に走らせます。これにより横隔膜近くの表面の組織をリラックスさせることができます。

1. 座位か臥位の楽な姿勢で深呼吸を数回し、吸った息が骨盤まで降りていくのを感じます。坐骨、脚、足に意識を向け、大地とのつながりを感じてください。
2. 両手の指先を使い、肋骨弓の下側が左右にどのように続いているかを探ります。肋骨弓の構造と感触を確認しながら、その形を辿ってください。呼吸によって体がどのように動くか、どのように拡張と収縮を繰り返すかにも注意を向けてください。

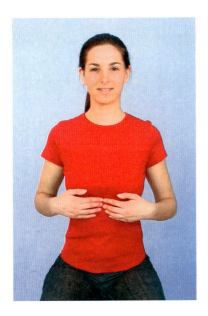
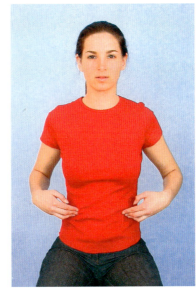

両手を肋骨弓の
下に沿って走らせる

3. 両手の指を肋骨弓の中央に当て、呼吸を変えずに、息の出入りを観察します。

　手を肋骨弓の下に沿って走らせるのによいタイミングは、息を吐いているときです。息を吐き始めるのと同時に、肋骨弓に沿う組織を、左右の手を同時に動かして、組織を伸ばすようにさすってください（左手で左の肋骨弓を、右手で右の肋骨弓を辿ります）。辿り終えたら、数回呼吸しながら、今の感覚を探ります。この要領で両手を肋骨弓に沿って数回走らせてください。タッチを強くしたり弱くしたりしてみましょう。

腹部のマッサージ 22-5分

座位または臥位（立位も可）

　最近の科学の発見によって、バイオダイナミック・ボディーセラピーの創始者、ゲルダ・ボイスンの「腹部には脳がある」とうい考え方が裏づけられました。「腹部の脳」が支配する神経細胞の数は、少なくとも「頭部の脳」が支配する神経細胞の数と同じくらいあるのです。だからこそ、get butterflies in our stomach（「お腹に蝶がいる」＝「ドキドキする」）、fire in our belly（「腹の中の火」＝「野心」）」、can't stomach（「消化できない」＝「がまんできない」）などの表現があるのでしょう。また、食べたものに満足したとき、世界中の子どもたちが同じように、お腹を時計回りにさすります。これは「おいしい！」と言っているのと同じことなのです。

このセルフマッサージにより促進されるのは、

- 腹部と骨盤周辺の内臓、とくに結腸のリラクセーション
- 内臓、筋膜、縦横に走る結合組織からなる腹部環境全体の適切な動き
- 太陽神経叢の機能
- 約31,000の神経線維を持ち、脳まで続く、迷走神経の機能

エクササイズの実践

1. 大地とつながり、自分に意識を向けたら、呼吸を数回観察します。息はどのように入り、どのように出ていくでしょうか？　呼吸とともに腹、骨盤、胸がどう動くかにも注意してください。
2. 服直筋に両手を当て、肋骨弓の下の中央から骨盤下部までをさすっていきます。
   まず、ひとつ前のエクササイズ「肋骨弓をリラックスさせる」と同様に、指先は肋骨弓の下の中央に当ててください（表面に、なるべくそっと触れます）。服直筋は大きいので、指の表面をできるだけ広く腹部に当ててください。その状態で、伸ばすようにさする動作を数回繰り返します。息を吐くときに、この大きな筋肉を骨盤下部までさすると効果的です。息を吸う間はただ観察し、吐きながら、腹部の中心にある肋骨弓の下中央から恥骨に向かって5-10cmの幅でさすっていきます。

3. 指全体の表面を使って、腹部を時計回りにやさしくさすります。気持ちがよければ、指と手のひら全体を使ってさすってもかまいません。これはやさしく結腸の形を辿る動作です。結腸は腹部の右下から右上に、それから腹部を横断して左上に、それから左下に続いています。

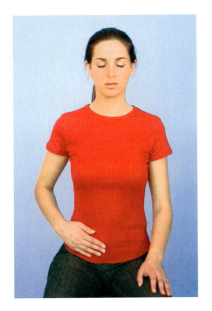 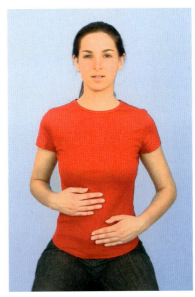

腹部の時計回りのマッサージ

一方の手を出発点である右下、つまり骨盤の突出した骨の少し上に当ててください。そこは結腸が始まる位置です。十分な時間をとって、その手が、触れている腹部右下の表面と心地よくつながるのを待ってください。そこの組織はどのように感じますか？

4. ゆっくりとやさしく、時計回りにさすり始めます。手はつねに腹部と接触させていてください。途中から、圧を少し強く、スピードを少し速くしたくなれば、してもかまいません。心地よければ、5回でも10回でも20回でも好きなだけ時計回りにさすりましょう。

5. ときどきもう一方の手も使ってかまいません。手順に慣れれば、目を閉じて全身の感覚に直接意識を向けることもできるでしょう。この時計回りのマッサージは、服直筋をさする動作や肋骨弓をリラックスさせる動作と組み合わせて行ってもよいでしょう。

咀嚼筋を触診し、伸ばし、マッサージする　　3-10分

座位、臥位、立位

　咀嚼筋はときどきリラックスさせると特別に喜ぶ筋肉です。咀嚼筋は、噛むときに硬直するだけでなく、ストレスに反応して硬直することで、私たちの緊張を表しています。顎の筋肉と関節は、「弾丸を噛む」（biting the bullet＝「困難な仕事を無理してやる」の意）経験や「噛めないもの噛み切る」（biting off more than we can chew＝「自分の能力以上のことをしようとする」の意）経験を鏡のように映し出します。ストレスは歯ぎしりとなって現れることもあります。議論を戦わせているときのようなストレスの高い状況では、緊張の大きさが、顔の側面の大きな２つの咀嚼筋である咬筋と側頭筋の硬直に見てとれることがあります。咬筋は上顎と下顎をつないで噛むことを可能にする筋肉で、人体でもっとも強い筋肉です。曲芸師が咬筋で自分の全体重を支えることさえあります！　大きな側頭筋は顔の側面から頭頂に向かって走っています。

　咀嚼筋がリラックスすると、顎関節だけでなく頭蓋仙骨系全体によい影響があります。側頭筋はとても大きく、下顎骨から続いて蝶形骨の大翼につながり、前頭骨の側面部分を通って頭頂骨と側頭骨の広い部分を覆っています。

このセルフマッサージにより促進されるのは、

- 上記の咀嚼筋（咬筋と側頭筋）のリラクセーション
- 間接的に、その他の咀嚼筋と咀嚼時に影響を受ける靭帯と腱のリラクセーション
- 頭蓋縫合の可動性
- 頭頂骨と側頭骨と蝶形骨のクラニオセイクラル・リズム
- 頭蓋底の安定性
- 環椎後頭関節の機能

エクササイズの実践

　シンプルな方法で、咀嚼筋の緊張を意識して触診し、咀嚼筋と周りの靭帯、腱、筋膜を軽く伸ばし、マッサージすることにより、咀嚼筋をリラックスさせます。

A) 咀嚼筋の触診とタッチ（側頭筋、咬筋）

1. どちらの筋肉も外側から容易に触診できます。まず両手を頭部の側面に当ててください。手のひらが下顎と上顎の側面に触れ、四指が耳の前の少し上に触れるようにします。親指は外耳付近に触れるか、どこにも触れません。手のひらと四指は組織の広い範囲にやさしく密着させます。この部位を、どのように感じますか？　咀嚼筋に緊張を加えていないときの感覚は？　次に3回ほど軽く噛む動作をして、顎の部分の咬筋と側頭部の側頭筋を感じます。噛んだときの咀嚼筋はどんな感じですか？　それからすべての緊張を緩めてください。
2. 両手のひらで咀嚼筋に触れながらリラックスします。次に下顎を少し緩めます。その際、感じている緊張を、意識的に呼吸とともに吐き出してください。
3. あくびを誘い出します。手のひらと四指を側頭部に大きくそっと密着させ、下顎を数回やさしく上げ下げします。これを続けながら、吸い込む息の量を少し増やし、あくびがたくさん出るのを楽しんでください！

B) 咀嚼筋を伸ばす

1. *側頭筋*：すでに知覚した側頭筋の広い範囲を四指の表面でやさしく触診します。噛む動作をするとこの部分はどのように感じますか？　それから四指の先だけを大きな側頭筋に当て、ゆっくりと頭頂部に向かって伸ばします。この動作を数回繰り返してください。これをしながら、再び下顎をやさしく緩め、リラックスしていくのを楽しんでください。

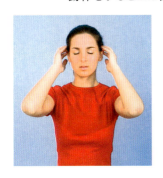

側頭筋を上に向かって伸ばす

2. *咬筋*：両手の四指で、顔の側面の上顎と咬筋と下顎を同時に触診します。指先を頬骨弓に当て、指の表面全体を、皮膚とその下の組織（おそらく骨や筋肉などの組織を感じるでしょう）にやさしく密着させましょう。咬筋は頬骨弓の内側から、下顎角の外面に続いています。ちょっと咬む動作をしてみれば、簡単に感じることができるでしょう。四指で頬骨弓と咬筋の広い範囲に心地よく触れることができたら、咬筋をゆっくりと下顎に向かって（繊維とほぼ同じ方向に）、伸ばします。行うときは下顎を緩め、呼吸とともに肩が

上下するのを意識してください。肩、首、腕は力を抜いて、自由に動くようにしておきましょう。

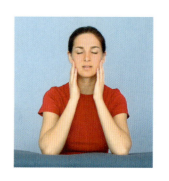

咬筋を下に伸ばす
(肘をつく姿勢で)

3. *ゆっくり伸ばす／「顔のストレッチ」*：伸ばす動作を、さらに静かに続けます。立位の場合も座位の場合も、腕の重さを使って、頬に当てた四指の表面を、ゆっくりと足の方向にスライドさせていきます。咬筋に当てた手のひらは、下顎の下端で外れるまで皮膚と接触させておきます。このようにして咬筋を気持ちよく伸ばしてください。この動作を数回繰り返します。ある程度時間をかけて、指の表面、とくに指先の表面が、咀嚼筋を、繊維方向にしたがってリラックスさせていく感覚を味わってください。

行いながら、ときどき目を閉じ、リラクセーションと呼吸の流れを内側から感じましょう。

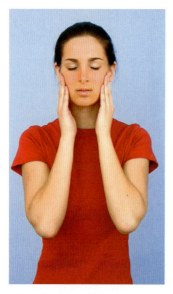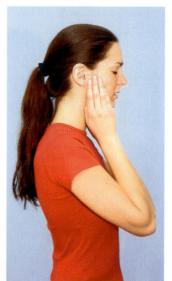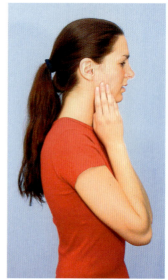

咬筋を伸ばす／「顔のストレッチ」

C) 咀嚼筋をマッサージする

　側頭筋と咬筋を触診して繊維の方向に伸ばしたので、その正確な位置や感触を知ることができたでしょう。次は側頭筋と咬筋を、繊維とほぼ同じ方向に沿ってマッサージします。最初はゆっくりとなめらかに行ってください。途中からタッチの圧とスピードを少しずつ増したり、いろいろに変化させたりしてもかまいません。大切なのは、気持ちのよい状態を保つことです。このマッサージを数回繰り返してください。

　これらの咀嚼筋の触診と伸ばす動作とマッサージは、何回でも好きなだけ、単独で、あるいは組み合わせて行ってかまいません。

繰り返す大きなあくび

　エクササイズの合間に自然に出るあくびには、すべての咀嚼筋を緩め、全身のリラクセーションを助ける効果があります。無理にリラックスすることができないように、無理にあくびをすることもできませんが、「手放す」ことであくびを誘発することはできます。犬や猫はあくびや伸びを通して、1日に何度も緊張と弛緩をコントロールしています。しかもそれは目覚めているときだけではありません！　あくびはリラックスするための体の自然な反応です。あくびに付随して涙や咳やくしゃみ、ため息が出ることや、1度のあくびに誘発されて、その後立てつづけにあくびが出ることもあります。

頭皮のマッサージ　　　　　　　　　　　　　　　　　　　　　　2-5分

立位、座位、臥位

　多くの人にとって頭皮はひじょうに緊張しやすい部分です。美容院で頭皮マッサージを受けたことのある人なら、その気持ちよさと深いリラックス効果を知っているでしょう。頭皮が硬く緊張しているときはたいてい、頭蓋内だけでなく、頭蓋底や首や肩も緊張しています。

このセルフマッサージにより促進されるのは、

- 頭皮の緩み
- 頭皮の血液循環と浄化
- 頭蓋の骨と縫合が硬くなるのを防ぐ効果
- さまざまな経絡にあるツボの活性化

- 頭皮とつながる筋膜、靭帯、筋肉のスペースの広がり、頭蓋の骨と縫合の外側表面のスペースの広がり（クラニオセイクラル・リズムの質の改善につながる）

エクササイズの実践

頭皮のマッサージは水なしでシャンプーするような感じですが、シャンプーするよりもやさしく、ゆっくりと行ってください。頭皮ケア用の天然オイルを使ってもよいでしょう。

1. 指先で髪をかきわけて頭皮に触れます。少し時間をかけて、指先が頭皮にしっかりとつながるようにします。それから、頭皮をゆっくりと少しずつ側面に向かって動かします。できれば、指先を触れたところから離さないようにしてください。骨や縫合には一切圧をかけず、頭皮だけを軽く動かします。
2. 指先を滑らせずに、軽く小さな円を描く動作をします。ときどき指の位置を変えて頭皮のいろいろな場所をマッサージします。額の上方、側頭部、頭頂部、後頭部などの領域に意識を向けましょう。ときどき目を閉じ、下顎を緩め、呼吸が自然に流れているか確認してください。

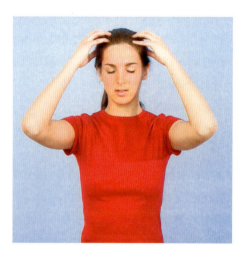
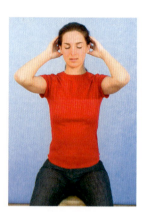

頭皮のマッサージ

耳のマッサージ　　　　　　　　　　　　　　　　　　　　　　2-5分

立位、座位、臥位

頭皮のマッサージのあとは、左右各3本の指を使って耳介（耳の外の部分）と耳たぶをマッサージします。内側からも外側からも触れて、耳介の形を感じながら行ってください。耳の軽いマッサージは血液循環を改善するほか、反射区刺激となります。

2 意識と知覚の エクササイズ

身体意識を高めるエクササイズ

　意識と知覚のエクササイズを行うにあたって必要な予備情報は、「はじめに」（p.2-p.4）と「セルフケアの重要なガイドライン」（p.12-p.21）にすでに書きました。
　このパートのエクササイズはほとんど座位または臥位で行います。むずかしく感じるエクササイズや不快を感じるエクササイズは飛ばしてください。

呼吸

　呼吸は最高に忠実な生涯の友です。呼吸は自律神経系に支配されていますが、自分の意志で変えることもできます。呼吸は、私たちのあり方や思考や感情を反映します。まさしく私たちの「内」と「外」をつなぐものなのです。
　息がどのように入り、どのように出ていくかを聴き、観察してください。
　これは意識をトレーニングするための最古の瞑想法のひとつです。ブッダは3,000年ほど前にヴィパッサナー（呼吸に意識を向ける瞑想法）を実践しました。今日でも、瞑想する人の多くが、瞑想の伝統や流派にかかわらず、意識を広げる入り口として呼吸を用いています。西洋には、ミッデンドルフの呼吸法、ホロトロピック・ブレスワーク、リバージング・ブリージング、コンシャス・ブリージングなど、さまざまな呼吸法があります。東洋では、ヨガや気功などの健康促進法で呼吸が重要な役割を果たしています。

呼吸を感じ、観察する　　　　　　　　　　　　2-10分以上

座位または臥位（立位も可）

　呼吸に耳を傾けると、それだけで意識を集中するエクササイズになり、それを行うことによってたいてい呼吸がより深く安定してきます。そして、注意を向ける対象が、思考から身体感覚に移り、思考が自然に減って、やがて、たまに思考がよぎる程度になります。呼吸を観察していると、意識が内側に向いていき、自分の本質につながっていきます。

自由な呼吸により促進されるのは、

- 全身と、とくに以下の部位の柔軟性と安定性
　脊柱と脊髄硬膜
　骨盤底の結合組織の横方向の層
　横隔膜
　肩と首周辺から頭蓋底まで
　頭蓋底に続く胸郭上口の筋肉と靭帯
- 体液の流れと浄化
- 内臓の機能
- 活力

エクササイズの実践

　1. まず大地とつながり（グラウンディング）、意識を自分の中心に向け（センタリング）、それから呼吸の出入りを観察します。何も変えようとせず、呼吸が自由に流れるのに任せてください。胸部や腹部に入っていく息の量が増えましたか？

　2. 吸った息をもう少し深く、胸、腹、骨盤に入れていきます。深めの呼吸を数回したら、あとはとくに何もせず、呼吸の出入りをただ感じてください。呼吸の動きをどこでどのように感じますか？

　ときどき目を閉じ、呼吸を内側からさらによく感じてください。そうしていると、吸う息と吐く息が途切れずにつながっていきます。この呼吸は「循環呼吸」とも呼ばれます（次のエクササイズを参照）。

循環呼吸

2-10分以上

座位または臥位

エクササイズの実践

1. 循環呼吸で吸気と呼気をつなげます。呼吸をなめらかに循環させて、息を吸ったらそのまま止めずに吐いていきます。心で円（半円が吸気、残りの半円が呼気）をイメージすると楽にできるかもしれません。
2. 息をどこまで吸い込んでいますか？　胸まで？　腹まで？　少し深めに、胸、腹、そして骨盤まで吸い込んでみてください。深い呼吸を数回したら、積極的には何もせず、ただ循環呼吸を続け、息の入る流れと出る流れを観察します。
3. ときどき両手を骨盤や腹や胸に当て、呼吸をさらに意識し、そこにあるスペースに呼吸を満たします。

「肋骨弓をリラックスさせる」エクササイズ（p.28 を参照）を循環呼吸の前・中・後に行うのもよいでしょう。

スピードについて：ゆっくりした呼吸は心を穏やかにして安定させ、内側に向ける効果があります。しかしこのエクササイズは、速めの深い呼吸で行うと、エネルギーを溜めて元気になるための、アクティブな呼吸エクササイズになります。また、呼吸とエネルギーを方向づけるエクササイズを組み合わせて用いることもできます（チャクラ・ブリージング、プラーナ呼吸法など）。

どちらの呼吸エクササイズも、ほかのさまざまなセルフケア・エクササイズに次のようなかたちで利用できます。

- 準備として
- エクササイズとエクササイズの合間に
- ほかのエクササイズと組み合わせて
- エクササイズとエクササイズの合間に、前後の違いを感じる目的で自分に意識を向けるために

呼吸を聴くのも、クラニオセイクラル・リズムを聴くのも、どちらも瞑想としての効果があります！

リソース──意識してパワーの源とつながる　　　何分でも

立位、座位、臥位

　「リソース」とは、自分の内と外にあるパワーの源です。よいときも困難なときも、「リソース」に頼ることで、強さと自信を取り戻すことができます。何を自分のパワーの源と感じ、定義するかは人それぞれです。
　内なるリソースとは、たとえば、
- 人生に対する基本的な信頼感
- 確固たる信念
- 自然に湧き起こる気持ち、新しいことに対するオープンな気持ち
- 平静さ

外なるリソースとは、たとえば
- 自然
- 人生のパートナーやよき友
- ペット
- 趣味

　人は内や外のリソースにつながることで、気分や身体感覚の変化を感じることができます。このエクササイズはリソースそのものが持つパワーをあたえてくれます。そして、ほぼ無意識のうちに思考と感情にも影響をあたえ、最終的には体の感じ方、味わい方にも影響をあたえます。

　自分のリソースにつながると、コップの水が半分空であると見るのでなく、半分満たされていると見ることができるようになります。あなたにも困難なときを乗り越えた経験があると思います。そのときはたいてい、事態がもっと悪くなる可能性もあったでしょう。そのとき、あなたに乗り越える力を与えてくれたものは何だったかを思い出してください。

とても気持ちよく感じられる体の部位もリソースのひとつです。

エクササイズの実践
1. 大地とつながり（グラウンディング）、意識を自分の中心に向け（センタリング）、呼吸の出入りを観察します。

では、思い出してください。

- 美しい出会い
- 自然を見て感動したこと
- 最近受けとった一番うれしいメッセージ

2. こうした体験（こうしたパワーの源）について考えたとき、または、こうした体験につながったとき、体に起こる変化を感じてください。たとえば、呼吸が安定し、深くなったのを感じませんか？　姿勢、筋肉の緊張、温かさの感覚、顔の表情は変わっていませんか？
3. パワーの源である記憶と、その記憶につながったときの感覚を、そのまま持ち続けてください。目は開けていても閉じていてもかまいません。体のどの部分が心地よく、リラックスして、ゆったりとして感じるかを意識してください。ゆっくりと時間をかけて、この新たな身体感覚を深め、広げていきましょう。変化を感じる体の部位に片手または両手を当てて行うとよいでしょう。注意もその部位に向け続けます。同様にリラックスした別の部位があれば、手と注意をそちらに移してもかまいません。

セルフケアの前や途中で、また、日常生活でもときどき、リソースとつながるようにしてください。たとえば、腹部の臍回りに気持ちよさを感じた経験が何度かあるとすれば、困難に直面したときにそのことを思い出し、臍回りに意識を向けるようにしてみましょう。

足、脚、骨盤、仙骨──大地とつながる（グラウンディング）、意識を自分の中心に向ける（センタリング）、部位をつなぐ（コネクティング）

2-5分

座位、臥位、立位

エクササイズの実践

意識を下半身に向けます。まず大地とつながり、意識を自分の中心に向け、それから脚部（足と脚）と骨盤部（骨盤と仙骨）とのつながりを感じてください。下半身を統一されたひとつのものとして意識します。エクササイズの最中は、呼吸を循環させ（吸ってから吐くまでに止めない）、下顎を緩めておきましょう。

1. 足を感じ、足と床との接触面を感じます。足は軽く感じますか？　それとも重く感じますか？　温かく感じますか？　それとも冷たく感じますか？　ゆったりとしていますか？　それとも締めつけられているようですか？　足の重さを大地に委ねましょう。
2. 脚を感じ、脚と大地との（足を介した）つながりを感じます。脚は軽く感じますか？　それと

も重く感じますか？　温かく感じますか？　それとも冷たく感じますか？　ゆったりとしていますか？　それとも締めつけられているようですか？　脚の重さを大地に委ねましょう。

3. 骨盤全体を感じます。次のことを意識してください。
   - 骨盤のどこが椅子などの表面と接触しているか
   - 骨盤のどこが、また、骨盤のどれくらいの重さが、それを支えている椅子などにあずけられているか
   - 骨盤の右側と左側
   - 恥骨とその中心の恥骨結合
   - 脊柱と骨盤をつなぐ仙骨
   - 骨盤全体を三次元的、空間的に

   ではもう一度、脚、足とつながった骨盤を感じ、表面全体のつながりを感じてください。大地を信頼し、意識して体重をあずけてください。口をわずかに開け、呼吸の流れを止めないようにしてください。
   - 全身の構造をどのように知覚していますか？
   - 皮膚、筋肉、骨、関節をどのように感じますか？

   何度も体験しているうちに、体の異なる層を識別して感じることも、体をひとつの全体としてとらえる意識に戻ることも、できるようになるでしょう（p.53を参照）。

4. 意識を再び仙骨に移します。仙骨を骨盤の一部として触診したことはありますが、今はこの「聖なる骨」（sacrumの語源）自体の構造に注目してください。仙骨と他の骨とがつながる面を感じてみます。
   - 上は脊柱（最下部の腰椎）とつながっている（L5とS1の接触）
   - 両脇は寛骨とつながっている

5. 仙骨全体を感じながら、同時に骨盤の内部や臀部、脚、足も感じます。大地とつながり、意識を自分の中心に向けた状態を保ちながら、好きなだけ感じていてください。最後に深呼吸を数回します。伸びやあくびをしたくなるかもしれません。

仙骨と脊柱と後頭骨のつながりを感じる　　2分

座位または臥位（立位も可）

仙骨と脊柱と後頭骨のつながりは頭蓋仙骨系にとってきわめて重要です。脊髄を覆って保護している脊髄硬膜は、大後頭孔と第2、3頸椎（C2/3）付近と仙骨（S2の部分）で、骨

に付着しています。クラニオセイクラル・リズムは後頭骨と結合組織と脊髄硬膜を介して仙骨と骨盤に伝わります。

環椎（第1頸椎）の頭部を向いた部分と後頭顆は環椎後頭関節を構成し、頭蓋への骨の移行部となっています。

脊髄硬膜に拘束があると、頭蓋内膜の動きと、さらには頭蓋全体が拘束されやすくなります。

仙骨と後頭骨のどちらにも大量の副交感神経繊維があります。これらの部分に耳を傾け、観察し、触れているうちに、副交感神経系が強化されていきます。

エクササイズの実践

骨盤と仙骨に注意を向けます。ひとつ前のエクササイズで行ったのと同様に、大地とつながり、意識を自分の中心に向けてください。

1. 骨盤、とくに仙骨をよく触診します。軽く感じますか？　それとも重く感じますか？　温かく感じますか？　それとも冷たく感じますか？　ゆったりとしていますか？　それとも締めつけられているようですか？　仙骨の重さを大地に委ねましょう。呼吸の流れを止めず、下顎を緩めてください。
2. 仙骨を触診しながら、意識をゆっくりと腰椎に向けていきます。十分な時間をかけて、下からひとつずつ腰椎を感じていってください。腰椎の次は、胸椎をひとつずつ感じ、続いて頸椎をひとつずつ感じます。第1頸椎はとくに時間をかけて、しっかりと感じるようにしてください。
3. 次に、頭の後ろ側にある後頭骨と頭蓋骨下端を触診します。少し口をあけて息を吐き出し、この部位の緊張を手放してください。仙骨、脊柱、後頭骨はどんな感じがしますか？　どこが軽く、または重く感じますか？　どこが温かく、または冷たく感じますか？　どこがゆったりと、または締めつけられているように感じますか？
4. 次に、骨盤部全体と脚、（大地とつながっている）足、仙骨、脊柱、後頭骨、頭部全体を感じます。そしてもう一度頭蓋への移行部である第1頸椎に意識を向け、時間をかけてしっかりと感じてください。

最後に自分自身を「ひとつの全体」として、立体的、空間的に知覚します。体重は大地に委ねてください。この全身の感覚に浸った緊張のない状態を、数分保ちます。

胸郭、肩甲骨、肩、腕、頸椎、頭部を感じる　　2-5分

大地とつながる、意識を自分の中心に向ける、部位をつなぐ（グラウンディング、センタリング、コネクティング）　座位または臥位（立位も可）

エクササイズの実践

次は上肢も意識します。

1. ひとつ前のエクササイズと同様に、骨盤、仙骨、脊柱に意識を向けます。大地とつながり、意識を自分の中心に向けてください。
2. 骨盤と仙骨を感じ、そこから意識を脊柱に沿ってゆっくりと上に向けていきます。
3. 胸椎に達したら、脊柱の左右に付着する肋骨を、肋骨弓も含めてゆっくりと触診していきます。胸部全体を意識しましょう。息を吸ったときにどれだけ広がり、吐いたときにどれだけ縮みますか？
4. 鎖骨を含む胸郭の前側に意識を向けます。それから肩甲骨を含む胸郭の背側に意識を向けます。両腕と両手、そして指を、指先まで触診します。
5. 緊張をすべて手放します。胸郭全体、頸椎と後頭骨を含む肩と首の周辺を触診します。
   - どこが軽く、または重く感じますか？
   - どこが温かく、または冷たく感じますか？
   - どこがゆったりと、または締めつけられているように感じますか？
   - とくに気持ちがいいのはどこですか？

次に全身をひとつのものとして感じてください。意識して体重を大地に委ねましょう。呼吸の流れを止めず、下顎を緩めてください。

自分の内側に意識を向けた状態で、肩と首周辺を脊柱、仙骨、骨盤、足につなぎます。大地とつながり、意識を自分の中心に向けてください。次に自分を、頭からつま先までの全体として、立体的に知覚します。この体全体に意識が行き渡った状態を、数分保ちます。最後に軽い伸びやあくびをしてエクササイズを終了します。

体の部位を個別に感じる　　　　　　　　30秒-5分（部位による）

　　　座位または臥位（立位も可）

　ひとつ前のエクササイズでは、呼吸に耳を傾け、大地とつながり、意識を自分の中心に向けた状態で、骨盤、脊柱、肩と首周辺、頭を観察しました。ここでは体を「ひとつの全体」として感じるのをやめ、個々の部位を選んで、そこに注目します。

エクササイズの実践
1. 大地とつながり、意識を自分の中心に向け、呼吸を自由に流れさせます。
2. 腕と手、脚と足、仙骨を含む骨盤、胸骨、下顎、横隔膜などのうち、どこかを触診します。

内臓を知覚し、触れてリラックスさせる　　　各内臓につき1-5分

　　　座位または臥位

　意識の領域を広げ、個々の内臓を意識するエクササイズです。肝臓、胆嚢、脾臓、子宮または前立腺、肺、心臓など、選んだ内臓を観察します。その部位にやさしく触れ、意識してつながり、そこがくつろいでいくよう誘うことにより、その内臓のリラクセーションを深め、観察して感じる能力を高めることができます。

　クラニオセイクラルの施術者は「内臓トリートメント」のテクニックをひとつまたはいくつか用いて内臓を施術します。

体の部位と部位の移行部を知覚し、
リラックスさせ、つなぐ　　　　　　　　1-5分以上

　　　座位または臥位（立位も可）

　ヴィルヘルム・ライヒによれば、体の7つの部位（目、口、首、胸、横隔膜、腹、骨盤）には、それぞれの身体機能があるだけでなく、それぞれの精神的・感情的テーマがあります。リラックスして他の部位とつながった体の部位は、緊張したままの体の部位と違って、生命エネルギーの全身への流れを促します。自然な表情や創造力や喜びは、体の個々の部位や、部位

と部位との境界部分の緊張具合によって、促進されたり阻害されたりするのです。

ゲルダ・ボイスンは腹と胸から喉を通って口と目につながるラインを「イド・チャンネル (Id Channel)」または「イト・チャンネル (It Channel)」と呼びました(「イド (id)」は「主要な人格」の意)。また、ジョン・E・アプレジャーは同じラインを「表現の大通り (avenue of expression)」と呼びました。

これらの意識と知覚のエクササイズにより促進されるのは、

- (直接的、間接的に) 内臓とアデノイド (咽頭扁桃) の機能
- 体を「ひとつの全体」として知覚する力
- 筋骨格系のリラクセーション

神経系と内分泌系のリラクセーションが深まると、それを「腹部の脳」が「頭部の脳」に知らせ、それによってさまざまな身体機能が向上します。

定期的なエクササイズと少しの根気で、体の異なる層(皮膚、結合組織、筋肉、骨などの層)を識別して知覚できるようになります。部位を個別に知覚したあとは、再び全身の意識を味わってください。

(あらゆる部位のための) エクササイズの実践

やさしいタッチと穏やかなアプローチで個々の部位のスペースを広げて開放し、身体感覚を高めます。

選んだ部位に片手または両手を当てます。一度に働きかける部位はひとつでも複数でもかまいません。以下は下から上に移動していく場合の説明ですが、移動順はこの通りでなくてもかまいません。順番にかかわらず、最後には各部位をつなぐことができるでしょう。

1. 手の力を抜き、選んだ体の部位にやさしく触れます。手のひらと指を、触れている部位の形に沿わせ、その部位のできるだけ広い範囲に触れてください。手、指、手首にまったく力が入らないようにします。ときどき目を閉じ、意識を内側に向けてください。
2. やさしいタッチを通して体の内側にスペースをつくり、手と指の温もりで、触れている部位の表面とその奥の組織をリラックスさせます。
   - その部位はどんな感じがしますか？
   - 息を数回その部位に吸い込んでみると、何か変化がありますか？
   - 手の下に何を感じますか？

● タッチを体の内側からはどのように感じますか？

加療的な手技では、緊張を取り去ることはできません。緊張は、タッチを通した気づきによって、和らぎ、緩むのです。緊張を自然にできた制限として受け入れ、意識して触れながら、手の下でおのずと緩んでいくのを待ちましょう。

各部位と部位間の移行部をリラックスさせる方法は、結合組織をリラックスさせる方法（パート3、p.84-p.92を参照）と似ています。というより、結合組織をリラックスさせる方法は、ここで説明する方法の延長線上にあるのです。タッチの質やこうしたリラクセーション法の効果については、結合組織をリラックスさせる方法のページでもう少し詳しく説明します。

骨盤部　　　　　　　　　　　　　　　　　　　　　1-5分以上

座位または臥位

手のひらを骨盤に当てます。両手を使うのがお勧めですが、片手で行う場合は、その手が骨盤全体にわたるように当ててください。両手を使う場合は、両手でV字をつくり、小指を鼠径部に、四指の先を恥骨の上方に置いて、骨盤部の表面にできるだけ広く触れるようにしてください。

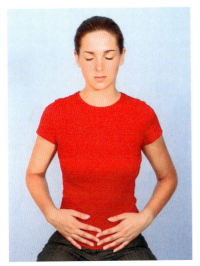

骨盤部に触れる

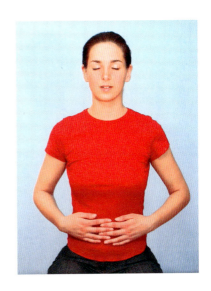

腹部に触れる

腹部　　　　　　　　　　　　　　　　　　　　　　　1-5分以上

座位、臥位

　両手のひらを腹部に当てます。両手の親指を肋骨弓の下に沿わせ、指の間を少し開いて両手が腹部全体に触れるようにします。このポジションで腹部の組織を触診し、リラックスさせたら、両手を好きなように（たとえば以下のように）動かします。

- 少し下、骨盤部に向かって
- 少し上、親指が肋骨弓に当たるように
- 脇に向かって（左右の手を引き離す方向に）。これにより両手の間の腹部全体を意識し、そこにスペースが広がるのを待つ

横隔膜部　　　　　　　　　　　　　　　　　　　　　1-5分以上

座位または臥位

　横隔膜部は、太陽神経叢を含む、肋骨弓周辺のきわめて重要な部位です（p.28-p.29「肋骨弓をリラックスさせる」も参照）。ここは上半身と下半身が出会う場所で、体はよく、骨盤部のバランスや肩や首周辺のバランスの崩れを、この部位を使って修正します。

　両手のひらを横にして肋骨弓の下に当てます。指の間を少し開いて反対の手の指と組み合わせるようにするか、写真のように両手の中指の先を触れ合わせます。こうすると上腹部にも触れることができます。両手の下で呼吸のリズムを感じ、その部分がくつろぐよう誘ってください。少し口を開けて、呼吸とともに緊張を吐き出します。

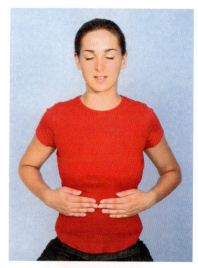

横隔膜部(肋骨弓の下)に触れる

呼吸 | 49

胸部 　　　　　　　　　　　　　　　　　　　　　1-5分以上

座位または臥位

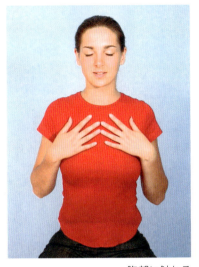

胸部に触れる

1. 手のひら全体を胸の上部に当てます。片手で行う場合は、手を横にして、手のひら全体で胸骨に触れるようにしてください。手と指が、服を通して、胸部の皮膚と組織にやさしくつながるようにします。
2. 密着を深め、骨（肋骨と胸骨）とつながります。しっかりとつながりましたか？　この部位を内側からも感じますか？
3. 密着を深める練習を続けると、肋骨弓の奥の組織を感じとれるようになります。また、息を繰り返し深く胸部に入れることで、この部位をさらにリラックスさせることができます。

喉と首 　　　　　　　　　　　　　　　　　　　　1-5分以上

座位または臥位

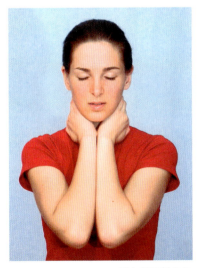

喉と首に触れる

　両手のひらの全体を使って喉と首に触れます。穏やかで密着したタッチとなるように、左右の手首を合わせて安定させ、手と指が喉と首のできるだけ広い表面に触れるようにします。両手でその部位につながったら、そこにもっとスペースをあたえてください。喉と首は体の他の部位に比べてとくに細い部分です。圧を加えないよう細心の注意を払いましょう。

　目を閉じて触診しながら、首が緩むように広がりを誘います。肩と首の周り全体を緩めてください。少し口を開けて緊張を吐き出します。

口 1-5分以上

　座位または臥位

　人差し指、中指、薬指を口の周りに当てます。両手を使う場合は小指は使わず、薬指の先が口の上部にくるようにします。指を唇とその周りの皮膚にできるだけ密着させ、やさしく、圧をかけずに行います。それから組織のスペースが広がるのを待ってください。下顎を緩めて口を少し開き、リラックスした唇から息を吐き出します。

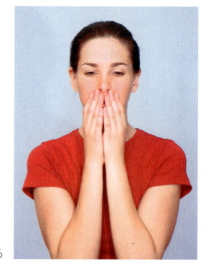

口に触れる

 目 1-5分以上

　座位または臥位

　目は日常生活のなかで重要な制御機能を果たしています。見ることは集中する行為です。目は、獲物を探す猟師のように集中して観察します。そのため、目は生体エネルギー療法や視力回復エクササイズなどでつねに注目されています。目の周りの緊張や硬さは、目を閉じ、目の周りにやさしく触れ、耳を傾けることによって、たいていほぐれます。目を閉じて視線を内側に向けて観察する方法は、もっともシンプルでもっとも古い瞑想法のひとつです。

エクササイズの実践

　目を閉じて四指を目の上に当て、広い範囲を覆います。人差し指と中指と薬指の先を眉か眉の少し上に当てるか、手のひらで目を覆います。どちらでも心地よく感じるほうにしてください。目の下の頬骨にもやさしく触れますが、眼球には触れないようにしてください（眼球は眼窩よ

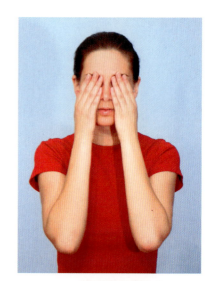

目の周りに触れる

りやや奥にあるかもしれません)。この部位のすべての緊張を緩めてください。

体の各部位と部位間の移行部をつなぎ、リラックスさせる

1-5分以上

座位または臥位

体の各部位を個別に感じてリラックスさせたあとは、異なる2箇所の部位または部位間の移行部に両手で同時に触れます。部位間の移行部とは、2つの部位をつなぐ部分で、とくに意識を向ける価値のある部分です。部位間の移行部がどれだけ安定し、どれだけ開放されているかによって、部位と部位が切り離されるかつながるかが決まります。

2つの部位を同時にリラックスさせるには、次のようないくつかの方法があります。

- 下から上に向かう方法。骨盤からスタートし、腹部に進みます(部位を変えるときは、下に置いていた手を次の部位に移すようにして、両手を交互に上に進めていきます)。
- 片手をひとつの部位に当てたままにして、もう一方の手を次の部位または部位間の移行部に進めていきます。
- 触れたときにもっとも気持ちがよかった部位を思い出し、その部位に片手を当て、もう一方の手をそのすぐ下またはすぐ上に当てます。そこにある「パワーの源」と意識的につながってください。その部位から、幸福の感覚が上下に広がっていきます。

上に向かうのがお勧めの順序ですが、必ずしも決まった順序にしたがう必要はありません。片手をまずどこかの部位または部位間の移行部に当て、それからもう一方の手を直観的に選んだ部位に当てるのもよいでしょう。

タッチの質と、その部位との穏やかなつながりをはっきり意識しながら、耳を傾け、スペースをあたえ、広がりを誘います。呼吸の流れを感じ、下顎を緩め、すべての緊張を手放してください。

隣接していない2箇所を同時にリラックスさせるときは、ときどきその2箇所の間の部位にも意識を向けてください。

- そこに何か変化がありましたか? あったとすれば、何がどのように?
- 触れた2箇所のつながりを感じることができましたか?

腺の働きとチャクラバランスを向上させる　　1-5分以上

座位または臥位

　性腺や副腎、太陽神経叢、膵臓、胃、胸腺、甲状腺、脳下垂体、松果体など、体のきわめて重要な部位とつながり、リラックスさせます。
　これらの部位は直接的に（密接に）チャクラ（サンスクリット語で「車輪」の意味）と関係しています。チャクラは波動エネルギーの変換センターです。ここで体と環境と宇宙の間のエネルギー交換が行われるのです。

　各部位に触れてリラックスさせていくことで、体のエネルギーセンターである次の7つのチャクラも同時に調和させていくことができます。
- 骨盤部にある基底のチャクラ(1)
- 下腹部にある下丹田のチャクラ(2)
- 肋骨弓（横隔膜）の下にある太陽神経叢のチャクラ(3)
- 胸部にある心臓のチャクラ(4)
- 喉（首）部にある喉のチャクラ(5)
- 眉間にある第3の目のチャクラ(6)
- 頭頂部にある王冠のチャクラ(7)

　各部位に働きかけることで、チャクラを調和させることができます。たとえば、
1. 大地とつながり、意識を自分に集中したら、まず骨盤部と腹部の間の移行部に触れる（下丹田のチャクラ）
2. それから肋骨弓（横隔膜）に触れる（太陽神経叢のチャクラ）
3. それから胸骨と胸に触れる（心臓のチャクラ）
4. それから目と額に触れる（第3の目のチャクラ）
5. それから矢状縫合に触れる（王冠のチャクラ）

　各部位のトリートメントは、両手をひとつのチャクラに当てたり、左右の手をそれぞれ別のチャクラに同時に当てたりすることによって、幅を広げることができます。

全体としての体
継続時間は自由

体を統一体として感じる
座位または臥位(立位も可)

　パート1、2、3のどのエクササイズを実践するときも、意識をまず、気持ちよく感じる体の部位に向けてください。深呼吸は局所的なリラクセーションに役立つので、深呼吸でその部位をリラックスさせてから、効果を他の部位や層に広げていきましょう。

　部位が緩んでいくのを、その部位だけで感じるのではなく、ひとつながりの体全体で感じ、リソースとして用いている部位が広がっていくのを感じてください。全体としての体を楽しみましょう。

　これによって、興奮と恐れを記憶する扁桃体などの重要な神経構造が、深くリラックスし、手放すことを学びます。体を全体として感じ、内なる源につながると、重要でない警告センサーのスイッチが切られ、防御の必要がなくなるのです。

　実践を重ねることによって、部位を個別に観察する意識と体を「ひとつの全体」として感じる意識の間でのスイッチの切り替えが、容易になっていきます。

3 頭蓋仙骨系を調和させる
クラニオセイクラル・システム

自己調整力と深いリラクセーションを促す

　この章で紹介するセルフヘルプ・エクササイズのほとんどは座位または臥位で行うことができます。頭蓋仙骨系は、自分自身を触診し、施術することでも、クラニオセイクラルのプロの施術者から施術を受けることでも、サポートすることができます。クラニオセイクラル・リズムはセルフケアをするとたいてい、制限が取り除かれて、バランスがよくなります。リズムのバランスがよくなると、自己調整力と自己治癒力が高まります。

　以下のエクササイズによるリラクセーションの効果を最大限にするために、「はじめに」（p.2-p.4）と「セルフケアのための重要なガイドライン」（p.12-p.21）をぜひ読んでください。また、先にも書いたように、パート1と2のエクササイズを準備として用いることをお勧めします。

自己触診

　まず、自分の手と自分の感覚を信じましょう。手は体を触診するたびに、調子が整えられ、改善されていく、敏感な道具です。以下のエクササイズを通して、判断を差し挟まず、知覚を純粋に味わうことを繰り返すうちに、ゆっくりとした体のリズムに共鳴できるようになり、意識の自然な広がりが感じられるようになります。

触診を始めてすぐにクラニオセイクラル・リズムを感じなくても、そのまま少し待っていましょう。クラニオセイクラル・リズムは、完全にリラックスした状態で、何も期待せず、両手でただ「聴いて」いれば、そのうち知覚できるようになるものです。集中する必要もありません。初めのうちは、ゆっくりとした微妙な動きをほんの数秒感じるだけかもしれません。それさえ感じなかったとしても、ただ、リラックスした状態を楽しんでください。触診を頻繁に行えば行うほど、また、長く行えば行うほど、感じやすくなり、正確に知覚できるようになっていきます。

体のリズム（呼吸のリズム、心臓の鼓動、クラニオセイクラル・リズム）を知覚し、識別する

5-15分以上

　　座位または臥位
　　座位の場合、両手を大腿の上に置く
　　臥位の場合、両手を骨盤の両端に置く

エクササイズの実践

1. 両手を、座位の場合は大腿の上に置き、臥位の場合は骨盤の両端に置きます。圧はまったく加えませんが、両手の下に感じる組織とつながるようにします。両手の重さと前腕、腕、肩の筋肉を感じてください。また、できるかぎり緊張をとるために、骨盤、脚、足を含む体の重みを大地に委ねてください。大地とつながり、意識を自分に集中します。目を閉じ、内側に耳を傾けてください。それから数分、じっとしていましょう。呼吸の自由な流れを止めず、下顎をゆっくりと緩め、口を少し開けて息を吐き出します。

2. 全意識を両手に向け、大腿または骨盤の接触部分を感じます。タッチに圧が加わっていれば、圧を除きます。つながった状態で、圧は必要ありません。タッチをさらに緩めてください。意識のなかで、両手を、触れている部位と一体化させます。両手が大腿または骨盤に溶け込んでいくのをイメージしてください。

   あるいは、

   逆をイメージしてもよいでしょう。タッチをさらに緩め、両手の下の組織が広がって手の中に溶け込んでいくことをイメージします。

3. *呼吸のリズム*——体を出入りする呼吸の流れに意識を向けます。呼吸を変えようとせず、ただ注意して流れを観察してください。しばらく呼吸のリズムを追いながら、何か別のものが湧き起こってこないか観察します。

- 呼吸のリズムを体のどこで感じますか？
- 息を吸ったときに肩が少し上がり、吐いたときに少し下がりますか？ 呼吸と同時に骨盤を含む胴の構造も動きますか？
- 呼吸の流れを、体の複数の部分で同時にリズムとして感じますか？ それとも手が触れている部分でのみ感じますか？

4. *意識トレーニング*──両手で呼吸のリズムを感じるのはむずかしいかもしれません。温かさや広がり、重さや軽さを感じるだけかもしれません。あるいは、筋肉の痙攣や強い脈などの「セラピューティック・パルス」（p.68を参照）を感じるかもしれません。それらをただ観察し、何も変えようとせず、両手が触れている部分に注意を向け続けてください。

5. *心臓の鼓動*──注意を心臓の鼓動に向けてください。
   - それをどこに感じますか？
   - 前腕に感じますか？ 手首に感じますか？
   - 喉や首に感じますか？
   - 両手が触れている部分にも感じますか？

   ときどき感じるだけかもしれません。それをただ受けとって楽しみながら、数分、静けさに浸ります。リラックスして、両手がやさしく触れているか、圧を加えていないか観察してください。タッチをさらに軽くしましょう。

6. *呼吸と心臓の鼓動*──呼吸の動きと心臓の鼓動を一度に感じることも、できるかもしれません。これは意識して訓練できます。呼吸の動きと心臓の鼓動にゆっくりと交互に注意を向けたり、一度に両方に注意を向けたり、してみてください。

7. *クラニオセイクラル・リズム*──体のゆっくりとした精妙な動きに注意を向けます。大腿で、あるいは骨盤の両端で、組織が軽く安定した動きでゆっくりと外側に向かうのを、わずかな広がりとして感じるかもしれません。この外側への動きのあとにはたいてい、内側に向かう動きが続きます。このゆっくりとしたリズムが少しの間静止し、それから再び同じ方向へ動き出すことや、反対の方向へ動き出すこともあります。

   骨盤の両端では、ゆっくりした外側への動き（外旋）は、横方向への広がりとして（まるで骨盤内の体積が大きくなるように）感じるかもしれません。いっぽう内側への動き（内旋）は、大腿あるいは腸骨稜（腸骨の上の縁の部分）がわずかに内側に寄るように（骨盤内の体積が小さくなるように）感じるかもしれません。この精妙な動きがクラニオセイクラル・リズムです。このリズムは約6-12回/分の周期で、潮の満ち引きのような感じです。これを感じるには、ただ体に耳を傾けるしかありません。時間をかけて、手の意識を鍛えてください。

8. *呼吸、心臓、クラニオセイクラル・リズム*——判断を差し挟まずに、あなたが感じた個々のリズム（呼吸のリズム、心臓の鼓動、クラニオセイクラル・リズム）にさらに出会い、3つを識別していきます。このエクササイズを繰り返しているうちに、呼吸のリズム（約16回／分）、心臓の鼓動（約70-90回／分）、クラニオセイクラル・リズム（6-12回／分）を感じやすくなり、また、それらを交互に感じられるようになります。少し訓練すると、異なる動き、異なる体のリズムを交互に、あるいは同時に感じとり、聴き分けられるようになっていきます。

9. 最後に、意識をゆっくりと内側の組織から両手の下の皮膚または服の感触に引き戻します。それから深呼吸を数回し、目を開け、外の環境に意識を向け、ゆっくりと両手を離します。

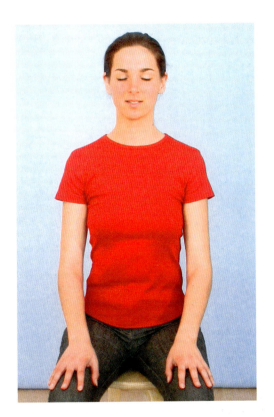

大腿で体のリズムを聴く

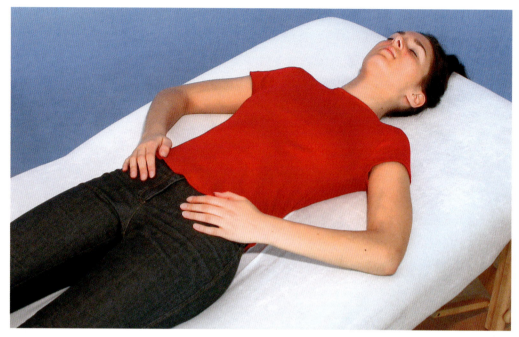

骨盤の両端で体のリズムを聴く

10. 十分に時間をかけて、穏やかに気持ちよく伸びやあくびをします。目をあけて、「今」に戻ります。
    - 今、全身をどのように感じますか？
    - エクササイズの前と違いがありますか？

    ゆっくりと2、3歩、歩いてみてください。
    - 内側で何が変わりましたか？
    - 足取りはどのように変わりましたか？
    - 外側の感じ方に何か変化がありますか？ あるとすれば、どのような？

大腿、骨盤の両端、頭部でクラニオセイクラル・リズムと もっとゆっくりとした体のリズムを聴く

5-15分以上

座位または臥位

大腿または骨盤の両端での手のポジション、タッチの質、自己触診の方法は、「体のリズ

ムを知覚し、識別する」(p.55)で説明したのと同じです。このエクササイズは、クラニオセイクラル・リズムとその他のもっとゆっくりとした体のリズムを聴く初級の練習法として最適です。

リラックスして聴くことを続け、身体感覚が高まってくれば、しだいにクラニオセイクラル・リズムとその変化を、正確に感じることができるようになってきます。

今までにすでに体のさまざまなリズムを知覚し、識別することができていれば、次の説明は意識の領域をさらに広げ、深めるのに役立つでしょう。

知覚を識別するトレーニング

クラニオセイクラル・リズムをすぐに感じることはできないかもしれません。呼吸のリズムと心臓の鼓動を感じるだけかもしれません。それでも、何も変えようとせず、ただ感じるものに注目してください。

- 呼吸のリズムを体のどこで感じますか？
- それをどこで強く、どこで弱く感じますか？ 両手が触れている部分ではどうですか？
- そのスピードは変化しますか？
- 呼吸のリズムに併行して、両手に、または体に、もっとゆっくりとした動きを感じますか？
- ほかに何を感じますか？
- 両手の下の組織の質感はどうですか？
- そこは、温かく、または冷たくなってきましたか？
- そこは、ピリピリとした感じがしてきますか？
- そこは、やわらかくなりましたか？
- 体のつながりとエネルギーの流れを感じますか？ 自分自身を「ひとつの全体」として感じますか？

皮膚、結合組織、骨の各層とつながると、意識の領域が脳脊髄膜や脊柱や脳脊髄液のレベルにまで広がります。そうなったときは自然に、クラニオセイクラル・リズムというゆっくりとした潮の満ち引きのような動きにつながりやすい状態に達しているのです。

敏感に感じとることに慣れてくるにつれ、エクササイズは手順に厳密にしたがう必要がないことがわかってくるでしょう。好みの手順にしたがって知覚を深め、その知覚を広く観察していきましょう。

頭部のクラニオセイクラル・リズムを聴く

　頭部の触診は、テーブルなどの台に肘をついて行うと、楽にできます。肘をついて前腕を安定させておき、手でやさしく頭部に触れるのです。台は高すぎても低すぎてもよくないので、本や畳んだ毛布で高さを調整してください。

　パート1とパート2のエクササイズを通して、すでに大地とつながることも、意識を自分に集中することもできており、肩と首の周辺の不必要な緊張を手放しているときは、台は必要ないかもしれません。そのようなときは呼吸もすでに自由に流れていて、骨盤や肩と首の周辺の触診を、緊張なくリラックスして行いやすい状態になっています。

　以下の写真は、前頭骨の触診を示しています。頭のその他の骨でも、クラニオセイクラル・リズムとその他のもっとゆっくりとしたリズムを感じることができます。それについては、

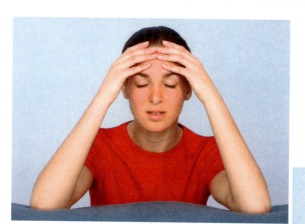

前頭骨で
クラニオセイクラル・リズムを聴く

肘を立てて

座位で

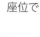

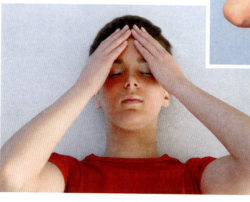

臥位で

p.93-p.95とp.99-p.111で説明します。図と写真を、正確に触れて聴くために役立ててください。

クラニオセイクラル・リズム

　これまでは体のクラニオセイクラル・リズムの包括的な説明は避けてきました。それは、これまでの触診のエクササイズを、できるだけ先入観を持たず、自分の感覚を信じて実践していただきたかったからです。しかし、触診についてある程度知っていただいた今、クラニオセイクラル・リズムと、体のもっとゆっくりとした潮の満ち引きのようなリズムについて、考察していきたいと思います。

　クラニオセイクラル・リズムが起こる理由についてはさまざまな説があり、生体力学的(バイオメカニカル)、機能論的(ファンクショナル)に説明する人もいれば、エネルギー的、生体動力学的(バイオダイナミック)に説明する人もいます。また、クラニオセイクラル・リズムが存在することや、頭蓋骨が動くこと自体を、いまだに疑い続けている人も大勢います。しかし、クラニオセイクラル・リズムは、この40年の間に、さまざまな手法により繰り返し測定されてきました。静止点(スティルポイント)（クラニオセイクラル・リズムが約30秒-4分停止するとき）で血糖値が変化することも、確認されています。

　クラニオセイクラル・リズムの触診は、毎日続けていればできるようになります。クラニオセイクラルの施術者が数人でひとりの体を同時に触診すると、その体の状態についての感想は、たいてい驚くほど一致します。プロの施術者によるクラニオセイクラルの施術についての詳細は、p.124および私の著書『クラニオセイクラル・リズム』（ガイアブックス）を参考にしてください。

　新鮮な脳脊髄液は、4つのつながった脳室にある脈絡叢で産生され、後頭骨近くにある第4脳室の外側の「槽」に流れていきます。ある説によれば、脳脊髄液が増えると液圧が上昇し、脳髄膜とそこに直接つながる頭蓋骨を、とくに頭蓋縫合の部分で引き延ばします。脊髄の部分の膜系では、脳脊髄液は、脊髄に沿う脊髄硬膜の中で広がり、仙骨部に達します。

　クラニオセイクラル・リズムは頭蓋、脊柱、仙骨だけでなく、全身の骨と筋肉、さらには結合組織で感じることができます。

クラニオセイクラル・リズムの動きと性質

　進歩的な解剖学者や伝統療法の施術者は、クラニオセイクラルやオステオパシーの施術者と同様に、頭蓋縫合は必ずしも加齢とともに固く癒合するのでなく、クラニオセイクラル・リズムのような精妙な動きを続けている、と考えています。このマイクロミリメーターという単位の動きは、気長に繰り返し練習して手の感覚を鍛えることにより、感じることができるようになります。

外旋と内旋／屈曲と伸展

　セルフケアをするにあたって、この専門用語を理解しなければならないというわけではありませんが、理解する価値はあります。この興味深い言葉の意味を知れば視野が広がり、身体感覚が高まるのです。また、体について、体が生来持つ知性について、新たなかたちで知ることにもなります。知識を持って触診することで、正確に知覚し、識別する能力が向上します。

　頭蓋仙骨系の脳脊髄液の圧の上昇は、広がりとして、つまり膨らんで大きくなる感覚として知覚でき、体の対をなす部位（大腿など）では「外旋（外に向かう回転）」として感じられます。頭蓋仙骨系の液体の量が減少すると、このゆっくりとした動きは、体の対をなす部位では「内旋（内に向かう回転）」として感じられます。

　これに対し、（体の対をなす部位で感じられる外旋などのもとになる）頭蓋仙骨系の拡大は、正中線上にある骨（仙骨、後頭骨、蝶形骨、篩骨、鋤骨）では、「屈曲」と定義され、縮小は「伸展」と定義されます。この定義は、頭蓋底の動きを観察した結果にもとづく、生体力学的な定義です。

　屈曲と伸展の動きは、後頭骨と脊髄硬膜を介して、胴全体に伝わります。そして、そこでは外旋と内旋の動きとして感じられます。

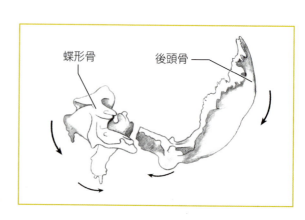

蝶形骨と後頭骨とその屈曲の方向

クラニオセイクラル・リズムの4つの重要な性質

- 周期——クラニオセイクラル・リズムは約6-12サイクル/分で、心臓や呼吸のリズムよりゆっくりです。さらにゆっくりとした体のリズムも知覚できるかもしれません。もっとゆっくりとしたリズムについてはp.65-p.66を参照してください。
- 振幅／範囲——クラニオセイクラル・リズムは、外旋と内旋や屈曲と伸展の動きを、広い範囲で示すこともあれば、狭い限られた範囲で示すこともあります。伸展（内旋）の範囲が屈曲の範囲より明らかに広い、あるいは狭い人もいます。
- 強弱——クラニオセイクラル・リズムは、きわめてかすかにしか感じられないこともあれば、きわめて強く感じられることもあります。クラニオセイクラル・リズムの強弱はその人のそのときの活力や自己調整力を反映しています。
- 対称性／調和——クラニオセイクラル・リズムは、左右対称に感じられることもあれば、制限されていない側の動きのほうが活発に感じられることもあります。

　これらの性質は体の各部位でさまざまに感じられ、体の構造が自由であるか制限されているかを理解する指標となります。クラニオセイクラルの施術者はこのようにして、全身の相関関係に関する情報を受けとっているのです。

　両手がクラニオセイクラル・リズムに気づいたら、そのゆっくりとした動きによく耳を傾けてください。この4つの性質がどのように現れているか、触診している間に変化はないか、数サイクルよく観察してください。
　4つの性質は、触診、セルフケア、頭蓋仙骨系のリラクセーションの前・中・後で変化しましたか？　したとすれば、どのように？

クラニオセイクラル・リズムの触診のためのアドバイス

　クラニオセイクラル・リズムは、生命力のダイナミックな表現と見ることができます。動きの方向はいつでも変化する可能性があり、潮の満ち引きのような動きのスピードが、速くなることもあれば、遅くなることもあります。こうした変化は、短い休止、あるいは静止点（スティルポイント）のあとで、自然に起こることがあります。変化はたとえば、内旋が始まる前に外旋が2回続けて起こる、というように感じとられたりもします。
　クラニオセイクラル・リズムは、なめらかでなく途切れ途切れに感じることや、左右のどちら

かでしか感じないことがあります。横方向の外旋と内旋の動きのあとに縦方向の動き、たとえば頭と足に向かうゆっくりとした動き（屈曲または伸展）を感じることもあります。

触診時の内なる態度と意図

　私たちは何かを達成しようと思いすぎることがあります。それによって心と体とエネルギーの各レベルに精妙な緊張が生まれ、クラニオセイクラル・リズムを触診する妨げになります。クラニオセイクラル・リズムを感じることができるのはたいてい、積極的に何かしようという思いを捨て、ただオープンに受け入れる態度になったときです。

　なかなか感じることができなければ、しばらくはただ受け身でいることを楽しみ、たまに集中してみましょう。さまざまな動きの違いを感じとれたとしても、クラニオセイクラル・リズムを評価してはいけません。ただ受け入れる気持ちで、注意深く観察してください。いつ変化するかわからない精妙な動きに集中しましょう。動きは、つねにそのときの状態を直接表しているのです。
　触診しながら、クラニオセイクラル・リズムの性質はどうか、動きが大きくなってきたか、明確になってきたか、調和してきたかなどに注意しましょう。クラニオセイクラルのリズムはゆっくりです。心を穏やかにして少し練習するだけで、初心者でもはっきりと知覚できることがあります。クラニオセイクラル・リズムは、ゆったりとした気持ちで気長に耳を傾けることで、感じやすくなります。初心者がはっきりとリズムを感じることができるのはたいてい、何かを達成したいという気持ちを捨てたときです。
　心の持ち方もまた、自分のクラニオセイクラル・リズムに影響します。セルフケアのときは、心のどこかにある疑いの気持ちを横に置きましょう。時間と忍耐が必要なのは、車を運転するときや、コンピュータを操作するときや、ペットを飼うときと同じです。初めは新しい考え方に戸惑うかもしれませんが、クラニオセイクラル・リズムが現れることを信じ、両手の感覚に耳を傾けましょう。

　クラニオセイクラル・リズムを感じやすいのは、リラックスしてただ観察するだけの余裕があるときです。クラニオセイクラル・リズムは「つかまえる」ことはできません。向こうからやってくるのを待ってください。さあ、リラックスした穏やかな両手の下に何を感じるでしょうか？
　セルフケアと自己触診（セルフパルペーション）を実践すればするほど、精妙なリズムを受けとる感覚が研ぎ澄まされていきます。しかし、たとえ知覚することができなくとも、明確な意図と穏やかなタッチによって、クラニオセイクラル・リズムをサポートすることはできます。

ゆっくりとした多様なリズムを識別する

　100年ほど前、クラニアル・オステオパシーの創始者、ウイリアム・G・サザーランドは1分間に6-12サイクルの「頭蓋の呼吸」、つまりクラニオセイクラル・リズムを発見し、それを「第1次呼吸メカニズム」（PRM）と名づけました。彼が用いたのは生体力学的（バイオメカニカル）な説明モデルです。彼は人生最後の6年間に、さらに別のもっとゆっくりとした動きに気づき、それによって仕事の幅と奥行きを広げました。彼が1954年に亡くなったのちに、それらの動きは、弟子のロリン・ベッカーやルビー・デイらによってさらに研究されました。この2人はどちらも、今日のバイオダイナミック・クラニアル・オステオパシーの第一人者である米国のオステオパス、ジェームズ・S・ジェラスの指導者でした。この新たなアプローチは、クラニオセイクラル・セラピー・スクールの一部で採用されており、今も発展し続けています。

ゆっくりとした各種のリズム——タイド（「潮」の意）の動き

- 約6-12サイクル／分：クラニオセイクラル・リズム
- 約2-3サイクル／分：ミッドタイド
- 約1サイクル／100秒：ロングタイド

　少し練習すれば、これらのゆっくりとした動きを触診したときに、より識別した聴き方ができるようになるでしょう。

　体がリラックスして、緊張を手放していればいるほど、約6-12サイクル／分のクラニオセイクラル・リズムを知覚しやすくなります。これを知覚できるのはたいてい、クラニオセイクラル・リズムが少し停止し、再び動き出したときです。約6サイクル／分の場合には、制限のないクラニオセイクラル・リズムを、体の対をなす部位では、約5秒の外旋と約5秒の内旋として感じとれます。約10サイクル／分の場合には、約3秒の外旋と約3秒の内旋として感じとれます。

　内側から（自然に）起こる静止点のあとなどに、体がより深くリラックスした状態になれば、クラニオセイクラル・リズムよりもゆっくりとした、タイドの動きまで感じとれるかもしれません。ミッドタイドとロングタイドはクラニオセイクラル・リズムと違い、軸の周りの外旋と内旋や屈曲と伸展ではありません。体全体が液体のようになり、ゆっくりとした「吸入（満ち、広がる動き）」と「放出（引き、縮まる動き）」を繰り返すのです。

　ミッドタイド（約2-3サイクル／分）を感じているときは、構造をあまり感じなくなり、細胞自体が呼吸するように感じます。この深くリラックスした状態では、外側から静止点やリラクセーション

を誘導する必要はありません。この状態では、すでに十分な自己調整力が働いているので、外側からの働きかけは、むしろ邪魔になります。何もしようとせず、ただ経過を観察してください。

　深くリラックスした状態でミッドタイドが自然に湧き起こり、しばらく感じられたあとに、1分から1分半で1サイクルのロングタイドが感じられることがあります。約50秒の「吸入」と約50秒の「放出」を繰り返すロングタイドは、ミッドタイドよりも明らかにゆっくりとしています。
　バイオダイナミックなクラニオセイクラルの施術を何回か受けたことがある人や、瞑想や深いリラクセーションに慣れている人は、そうでない人よりもロングタイドを知覚しやすいでしょう。ロングタイドを検出できるのはたいてい、熟練したセラピストが安全な施術を提供しながら、検出できるポイントを教えてくれたときです。

　ミッドタイドのときもロングタイドのときも、ただそこに、「ニュートラル」な状態（偏らない中立的な状態）でいることをお勧めします。そうすることで、その瞬間に湧き起こり発展していくものを、楽しみ、驚きながら観察することができます。
　これらのゆっくりとしたタイドの動きを知覚しているときは、触診はそれまで以上に受動的になり、ニュートラルで繊細な観察に変わります。考えることも意図することも手放し、これらのゆっくりとしたタイドの動きをただ繊細に知覚するだけになるのです。

　深遠なものや隠されたものは、焦って強要しても、決して現れることはありません。穏やかに探究し、ただ観察し続けることが必要です。あえて内側に入り、そこで静まることによって、自分という存在の本質を洞察できるようになるのです。この生命の呼吸に触れたとき、私たちは驚き、大きな喜びと謙虚さを味わうことができます。
　自分のことも、自分の体のことも、これらのゆっくりとしたタイドの動きのことも、評価しないでください。よいものも悪いものもなく、達成しなければならない目的もありません。ミッドタイドやロングタイドと同様に、クラニオセイクラル・リズムも生命力の現れです。このゆっくりとした動きのどれもが、調整と癒しのインパルスで神経系と脳脊髄液を助け、代謝と恒常性のプロセスを促すのです。

　どのリズムも生命力の直接の現れとして歓迎してください。どのリズムも自己調整と自己治癒のエネルギーをサポートするものなのです。自分の感覚を信じ、いろいろなリズムや体の変化に気長に耳を傾けましょう。

体験を重ねるにつれ、体のゆっくりとしたさまざまな動きを通して、感覚が研ぎ澄まされていきます。何も強いないでください。

頭蓋仙骨系をリラックスさせる

覚えておくべきこと

　頭蓋仙骨系をリラックスさせるエクササイズを始める前に、覚えておいていただきたいことがあります。これらのエクササイズは、痛みや不快があるときや何らかの病気の慢性症状があるときは、必ず医師や自然療法家に相談したうえで行ってください。

　本書で紹介するセルフケアは、クラニオセイクラルの有能な施術者が個人に対して行う施術の代わりになるものではありません。これらはクラニオセイクラル・ワークに親しむための優れたツールであり、プロから受ける施術の合間のリラクセーションに役立つものです。プロによるクラニオセイクラルの施術とその効果の詳細は、p.124-p.125を参照してください。

　難しいエクササイズや不快を感じるエクササイズがあれば、飛ばして次のエクササイズに進んでください。仰臥位で行うエクササイズでは、胴体の緊張を和らげるために、巻いた毛布を膝の下に置いてください。

タッチの質と正確な指と手のポジション

　パート2にも書いたように、リラクセーションは圧を加えることによって起こるのではなく、スペースと広がりを招く意識的なタッチによって起こります。顔と頭の骨にはとくにやさしく触れてください。最大でも0.9-2.8gの圧で十分です。

　手の正確なポジションは重要です。手のポジションを正確にすれば、少しの練習で、構造を通して機能を触診できるようになる、つまり、組織を通してクラニオセイクラル・リズムを触診できるようになるからです。あとに載せた解剖図と写真が、正確なポジションを見つけるのに役立つでしょう。

　私たちは唯一無二の存在で、体の構造や組織も、一人ひとりみな違っています。ですから、正しい場所を見つけるために、自分の体の構造を丁寧に探っていくことから始めてください。この「生きたままの解剖」により、自分の体を新しいかたちで発見し、知識を深めることができます。

両手を使って体のさまざまな動きを聴けば聴くほど、感覚が研ぎ澄まされていき、体の各種のゆっくりとしたリズムを識別しやすくなっていきます。

　触れることで、組織のさまざまな受容器が活性化します。やさしいタッチは感覚神経を通して脳に伝わり、脳が特定の部位を刺激して活性化させます。タッチが軽く、丁寧で、心地のよいものであれば、脳は組織に「ああー、気持ちいい！」といった反応を返します。急速なタッチや硬いタッチは、脳が攻撃と認識するので、体はまたたくまに防御体勢に入ります。これは、私たちが求めているものとは正反対の状態です。

　両手の下の組織がより開放的に、より温かく、より充満していると感じ始めたときは、呼吸が変化したり自然なため息が出たりするかもしれません。そのようなときにどのようにリラクセーションが起こるかに注目してください。細胞が持つ記憶により、リラクセーションのしるしとして「セラピューティック・パルス」（強い鼓動、脈、ちくちくする感じ、温かさや冷たさの放出、筋肉の痙攣）が起こることもあります。その場合は組織に触れたままセラピューティック・パルスがおさまるのを待ちましょう。このリラクセーションのあと、組織をどのように感じるでしょうか？

仙骨をリラックスさせる　　　　　　　各エクササイズにつき2-5分

臥位（座位も可）

　仙骨は頭蓋仙骨系の「S極」です。仙骨を表すラテン語 os sacrum は「聖なる骨」を意味します。リラックスした仙骨は、骨盤全体の安定性と機能をサポートします。

これらのセルフケアによりサポートされ、促進されるのは、

- 脊柱と筋骨格系全体
- 仙骨から後頭骨までの胴体部
- 骨盤部と脊髄硬膜下部全体のリラクセーション
- クラニオセイクラル・リズムのバランスの改善と、それに伴う頭蓋仙骨系の機能不全の軽減

　仙骨をリラックスさせるには各種の方法があります。以下にシンプルで効果的なエクササイズをいくつか紹介します。

以下のセルフケアは、急性の坐骨神経痛、腰痛、椎間板ヘルニア、半月板損傷やそれに類する障害のある人、仙骨周辺の手術を受けたばかりの人にはお勧めできません。

仰臥位で膝を曲げて脚を引き寄せ、仙骨をゆっくりと動かす──

脚と仙骨のわずかな動きが、たくさんの筋肉・靭帯・筋膜と、仙骨・骨盤・鼠径部の結合部をストレッチします。起こるストレッチを、意識的に感じてください。このリラクセーションの気持ちよさを感じとれるようになると、新しい身体感覚が深まっていきます。

エクササイズの実践
1. 仙骨を動かす

仰臥位になり、膝を曲げて足を臀部に近づけます。骨盤と仙骨の重みを大地にゆだねてください。それから仙骨を、表面ができるだけ広く下につくように調整します。仙骨をわずかに動かしたいのですが、臀部をわずかに動かす要領で行ってもよいでしょう。

仙骨を交互にわずかずつ傾けます。まず仙骨上部を床のほうへ、尾骨をわずかに天井のほうへ動かし、次にその逆を行ってください。

この仙骨を動かす動作は、時には少し活発に行ってもかまいませんが、その場合も、つねに楽しんで楽に行ってください。ときどきスピードも変えて遊んでみましょう。時にはゆっくり動かします。最後に骨盤と仙骨の重みを再び大地にゆだねます。この部分がどのように感じるか観察してください。

2. 仙骨をさらに足に近づける

骨盤と仙骨をわずかに持ち上げて軽く足のほうに動かし、再び大地におろします。これで仙骨が数センチ足に近づくでしょう。次に、仙骨、骨盤、鼠径部、脊柱、胴、頭の順に重みを大地にゆだねます。仙骨が少し足に近づくことで、胴全体から頭蓋底までがわずかにストレッチされます。

脊髄硬膜に沿った脊柱が、わずかに伸びるのを感じましたか？ 骨盤、腹、胸、首のさまざまな筋肉・靭帯・筋膜が広がるのをどのように感じましたか？

このプロセスは、意識して呼吸し、下顎の力を緩めることによって、深まります。組織がどれほどリラックスしたかを感じ、がんばらずにリラクセーションとスペースと広がりが生まれる楽しさを、味わってください。

3. 骨盤を楽しく動かす

　骨盤を、斜め方向を含むあらゆる方向にゆっくりと気持ちよく動かします。先述した仙骨を傾ける動作と組み合わせてもよいでしょう。

　それから少し休み、体をどのように感じるか、観察してください。

4. 両膝を左右に少しずつ動かす

　両膝を少し立てた状態で片側に倒します。両膝は平行にしたまま、いっしょに片側に倒し、次に反対側に倒します。左右のどこまで倒すか、組織がどれだけ柔軟かに応じて、臀部、骨盤、仙骨がさらに鼠径部から胸や首までのさまざまな部分がストレッチされます。

　膝を倒すのは、楽に倒せるところまでにしてください。ここまでという限界を受け入れましょう。無理に倒して組織に負担をかけてはいけません。どちらの側でも数分止めて、緊張を見つけたら息とともに吐き出します。

　ときどき動きのスピードを変えたり、休みを入れたりして、体を観察しましょう。

5. 両膝を開いたり閉じたりする

　膝を開いて両側に倒し、それからもとに戻します。この動作により、臀部、骨盤、仙骨がストレッチされ、活性化します。ときどき開いたときの膝の間の距離を変えてください。スピードも変化させ、ゆっくりとした動きも試してください。ときどき休んで体を観察します。倒すのは楽に倒せるところまでにして、組織に負担をかけないようにしましょう。

　これらのエクササイズはどれも組み合わせることができます。

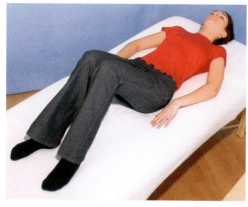 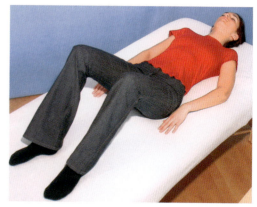

膝を立てた状態で、脚を動かして仙骨、骨盤、臀部をリラックスさせる

両手を平らにして仙骨の下に入れる——

骨盤と仙骨の重みを平手にあずけると、背中の筋肉の一部と仙骨の両側の仙腸関節がリラックスします。

骨盤が持ち上がるので、鼠径部が微妙にストレッチされ、脊髄硬膜も広がります。意識して腹部と骨盤に息を吸い込むと、リラクセーションが促されてスペースが広がります。

エクササイズの実践

1. 心地よく横たわりましょう。p.69の2つめのエクササイズで説明した方法で、仙骨を少し足に近づけ、胴体がストレッチされるのをゆっくりと楽しんでください。骨盤と仙骨の重みを大地にゆだねます。胴体、首、頭も緊張を抜き、重みを大地にゆだねます。それから両手を、手のひらを下に向けて骨盤の脇に置きます。

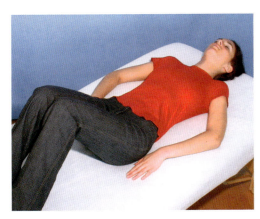
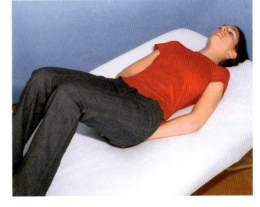

両手を平らにして仙骨の下に置く

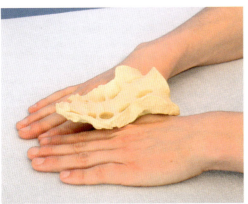

2. 骨盤を少し持ち上げて両手を仙骨の下に入れます。それから骨盤の重みを両手にゆだねます。この姿勢は楽ですか？ もし楽でなければ、両手の位置を上や下、中央や脇に移動して、楽になるように調整してください。
3. 最初は手が骨盤の重みに慣れていないので、あまり長く骨盤の下に置かないでください。日常的に行っていれば、手が柔軟になって、重みがかかってもリラックスできるようになります。そうなれば仙骨の下に3-5分置いても不快には感じません。

手の位置が安定して楽になったら、徐々に、骨盤と仙骨の重みを手にゆだねていきます。骨盤と鼠径部に起こるリラクセーションに注目し、自分自身がリラックスするのに任せます。両手を取り出したら、指と手をぶらぶらさせて、手首を緩めます。

手のひらを下にして握りこぶしを作るか、親指を上にして握りこぶしを立てて、仙骨の下に置く

握りこぶしを寝かせて（手のひらを下にする）、または立てて（親指を上にする）、仙骨の下に置くと、平手で置いたときに比べ、仙骨と骨盤の位置はかなり高くなります。握りこぶしを使うと、骨盤と鼠径部と脊髄硬膜下部がより大きくストレッチされます。手をどのように用いるのが自分にとってもっとも気持ちがよいか、試してみましょう。

1. 手のひらを下にした握りこぶしを用いる

前のエクササイズと同様に仰臥位になって膝を立て、両手を、手のひらを下にして骨盤の脇に置きます。それから握りこぶしをつくり、手のひらを下にしたまま、仙骨の下に入れます。前のエクササイズと異なり、今度は、仙骨が平たい握りこぶしの上に乗っています。

この姿勢は楽ですか？ もし楽でなければ、楽な位置に握りこぶしを動かすか、手を開いた状態に戻してください。

2. 握りこぶしを立てて用いる

前のエクササイズと同様に仰臥位になって膝を立て、両手を、手のひらを下にして骨盤の脇に置きます。それから親指を上にして握りこぶしをつくり、親指は真上から少し脇に寄せます（手のひらは骨盤の側面を向いているはずです）。この立てた握りこぶしを仙骨と骨盤の下に入れます。骨盤の重みを、ゆっくりと、握りこぶしと大地にゆだねてください。

どのように感じますか？ 握りこぶしを少し上や下、中央や脇に動かして、より楽な位置を

頭蓋仙骨系をリラックスさせる | 73

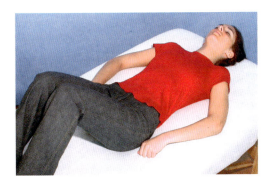
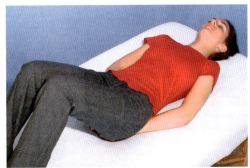

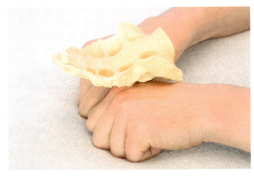

手のひらを下にした
握りこぶしを
仙骨の下に入れる

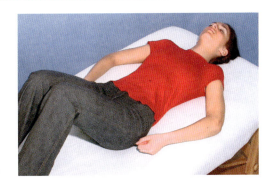

立てた握りこぶしを仙骨の下に入れる

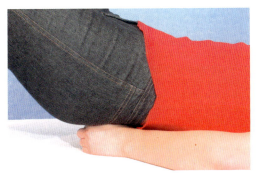
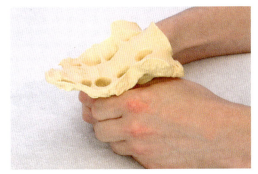

探してみてください。このエクササイズでも、意識して腹部、骨盤、仙骨に息を入れるとリラクセーションが促されます。

では、両手を取り出し、手、指、手首を緩めましょう。骨盤部と鼠径部の部分的なリラクセーションに注目し、それを全身の意識に広げていきます。この方法で、胴体と握りこぶしのどちらかが楽でない場合は、握りこぶしを寝かせて用いる方法または平手を用いる方法のどちらかに戻ってください。

横臥位で仙骨を緩める　　　　　　　　　　　　　　　　　　2-5分

横臥位

このセルフケアにより促進されるのは、

- 自律神経系の副交感神経系の部分
  ― 消化
  ― より速く、より深いリラクセーション
  ― 再生と睡眠
- クラニオセイクラル・リズムの強さとバランス
- 第5腰椎から腰仙関節への移行部のリラクセーション

エクササイズの実践

1. 頭の下にクッションか畳んだ毛布を置いて、心地よく横臥位になります。クッションや毛布がなければ、下側の手を、できるだけ楽な姿勢で頭の下に入れてください。
2. 上の手を背中側に回し、仙骨に気持ちよく触れます。肩に不必要な力が入らないようにしてください。全身、体の大地（マット）に触れている部分、両手を感じ、数回呼吸します。
3. 手のひら全体を使い、仙骨の表面をよく触診し、そこにつながります。手が衣服を通して仙骨の皮膚と骨につながるのを感じてください。パート2の知覚とセルフケアのエクササイズで行ったつながり方と同じです。
4. 組織に耳を傾けます。動きを感じたら、リラックスした状態で注意深く観察してください。
   - どのように感じますか？
   - 手の下に何を感じますか？
   - 仙骨の内側から伝わる感触はどうですか？
   - ゆっくりと傾く動きを感じますか？

- 一方への傾きがもう一方への傾きより大きいですか？
- 動きはどれくらいの速度ですか？
- 各方向への動きは約3-5秒ずつですか？

5. 次に仙骨をほんの少し足方向に「ディコンプレッション」します。手を仙骨にしっかりとつないだ状態で、仙骨を軽く、しかし、滑らないようにしっかりと、足方向に「調整」してください。

ここで用いた「調整」と「ディコンプレッション」という用語は、手を使って、組織をリリース（解放）の方向にほんの少し「誘う」ことと、その意図を継続することを意味します。それによって、組織がリリースされ、みずから広がっていきます。

仙骨を通して骨盤部と鼠径部をリラクセーションに導くのは、手の密着度ではなく、ほんの少しディコンプレッションをしている時間の長さと継続性です。

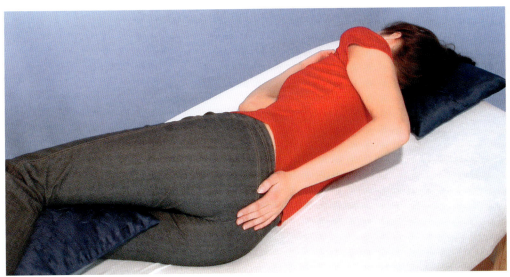

横臥位で仙骨をリラックスさせる

6. ゆっくりとディコンプレッションをやめ、何も期待せず、耳を傾けます。今、両手の下に何を感じますか？　何か違いがありますか？　ゆっくりとした動きを感じますか？　クラニオセイクラル・リズムを感じたら、数サイクル聴き続けてください。
　このあと仙骨とその周りをマッサージするのもよいでしょう。骨盤部の他の筋肉まで広くマッサージしてもかまいません。

仙骨と後頭骨に触れてリラックスさせる　　2-5分

　　　横臥位または仰臥位

エクササイズの実践

1. 頭の下にクッションを入れて心地よく横臥位になります。下になった腕を首の下に入れ、手を後頭骨に当てます。もう一方の手は前のエクササイズと同様に仙骨に当てます。
2. 仙骨と後頭骨の形と位置を感じ、両手をそれらのできるだけ広い表面とつなぎます。両手が、それぞれの当てている骨に溶け込んでいくのを感じてください。ここでも組織を触診します。
   - 仙骨はどのように感じますか？
   - 後頭骨はどのように感じますか？
   - 両手の下に何を感じますか？
   - 両手の間の硬膜管に何が起きていますか？
   - 後頭骨周辺と仙骨周辺のどちらか、または両方に、きわめてゆっくりとした傾く動きを感じますか？
3. 脊髄硬膜を軽いディコンプレッションでリラックスさせます。
   - 仙骨部では、足の方向にディコンプレッションを行います。
   - 後頭骨部では、頭の方向にディコンプレッションを行います。
   - 仙骨を足の方向に減圧しながら同時に後頭骨を頭の方向に減圧します。
   - ディコンプレッションによる解放の前・中・後で、何を感じましたか？
4. この2箇所に約3-5分触れたあと、何を知覚するでしょうか？
   - クラニオセイクラル・リズムがより明確になりましたか？ あるいは、クラニオセイクラル・リズムのバランスがよくなりましたか？
   - 感覚が研ぎ澄まされ、識別する力が高まりましたか？
   - 触覚、聴覚、視覚、嗅覚、味覚のどの感覚が、とくに研ぎ澄まされていますか？

このエクササイズを仰臥位で行う場合

　心地よく仰臥位になります。片手を後頭骨に当て、できるだけ広い表面を覆います。もう一方の手は仙骨の下に入れます。手のひらを下向きにするのと上向きにするのとどちらが気持ちがよいか試してみましょう。どちらがよいかは表面のやわらかさによります。

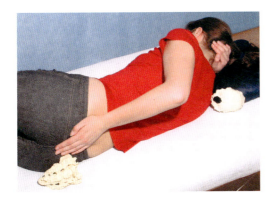

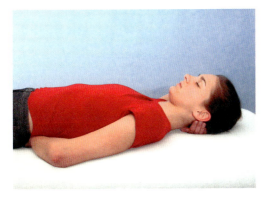

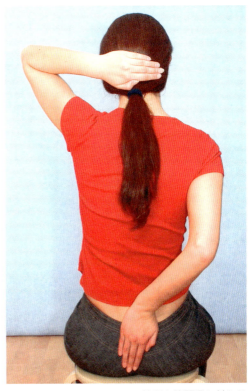

仙骨と後頭骨に触れる

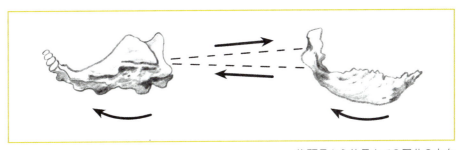

後頭骨から仙骨までの屈曲の方向

仙腸関節をリラックスさせる　　　　　　　　　　　2-5分

仰臥位

　2つの仙腸関節が仙骨と腸骨をつないでいます。この関節は姿勢と歩き方に深く関わっています。仙腸関節とその周りのさまざまな組織構造が、姿勢や歩き方の安定性としなやかさを作り出しているのです。ここは緊張しやすく、そのために硬くなったり詰まったり炎症を起こしたりしやすい関節でもあります。

このセルフケアにより促進されるのは、
- 仙腸関節とその周辺の靱帯と腱の穏やかなストレッチ
- 仙骨の自由度
- クラニオセイクラル・リズムの強さとバランス
- 歩き方と姿勢のしなやかさ、脊柱の柔軟性

　先の仙骨のリラクセーションは、同時に仙腸関節もリラックスさせる効果があるので、このトリートメントの準備に最適です。

エクササイズの実践

　次のエクササイズにより、両側の腸骨稜をほんの少し内側・上方へと誘い続けます。

1. 骨盤の両端でクラニオセイクラル・リズムを触診したときと同様に、両手を各側の腸骨稜に当てます。このとき感じるものが皮膚（または結合組織）だけなら、表面の組織しかリリースされません。上前腸骨棘（腸骨の両端の前に突出した部分）との明確な「接触」ができて初めて、腸骨稜をリラックスさせることができます。そのためには、腸骨稜の骨構造を感じ、両手をそこと気持ちよくつなげる必要があります。接触する面積をできるだけ大きくして、両手をしっかりと骨につなぎ、感覚を深めてください。

2. 柔軟なやさしいタッチを通して、注意深く聴いてください。両手の間のスペースも感じてください。
   - スペースは広がろうとしていますか？
   - どこが温かく感じますか？
   - 体のリズムを知覚できますか？
   - 両手の下の組織が変化していますか？　しているとすれば、どのように？

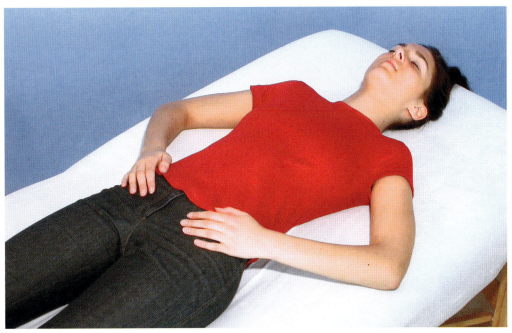

仙骨関節をリラックスさせる——腸骨稜を内側・上方へと左右均等に誘う

3. では、腸骨稜をそっと誘い始めましょう。両手で同時に、内側・上方へと誘い続けます。安定した動きで、左右均等に、30秒から3分の時間をかけて行ってください。
4. 両手をその場所に当てたまま、誘う動きからゆっくりと離れ、しばらく耳を傾けましょう。
   - 骨盤、仙骨、仙腸関節をどのように感じますか？
   - 両手の下に体のリズムを感じますか？
   - それはクラニオセイクラル・リズムですか？ もしそうなら、どのような性質で、どのような速さですか？
   - 今、全身はどのように感じますか？

骨構造への接触から離れ、表面に触れたまま、クラニオセイクラル・リズムを触診し続けましょう。

静止点 (スティルポイント)

クラニオセイクラル・リズムは数秒から数分の間、停止することがあります。これを静止点(スティルポイント)と呼びます。静止点は体の内側から自然に起こりますが、外から誘導することもできます。

静止点は、頭蓋仙骨系をリラックスさせ、体の再生を促します。体は、静止点の数分間、休息しているのです。静止点は頭蓋仙骨系の調和も促し、その間にたいてい呼吸のリズムが変化し、リラクセーションが広がり、深まっていきます。

静止点によりサポートされるのは、

- 副交感神経系。それにより、
    - ― 自律神経系がリラックスし、バランスが改善する
    - ― 結合組織のリラクセーションが促される
    - ― 筋骨格系全体、とくに脊柱と頭蓋底がリラックスする
- 内なるバランスの維持
- 肉体、感情、精神、魂、スピリチュアルのレベルでの「手放し」

静止点により促進されるのは、

- リラクセーションと、睡眠への入りやすさ
- 集中力と(疲れたときなどに)元気を取り戻す力

静止点のあとは、

- クラニオセイクラル・リズムが再開する(たいてい静止点の前より強くなっている)
- 脳と脊髄の周辺が、新鮮な脳脊髄液により浄化され、栄養をあたえられる
- クラニオセイクラル・リズムのバランスが改善され、より明確に知覚しやすくなる

静止点を外側から誘導してはいけない症状は、たとえば、

- 頭部の深刻な怪我や骨折
- 脳出血、血管拡張、髄膜の膨張
- 脳動脈瘤
- 脳卒中
- 髄膜炎、ライム病

- 急性期の鞭打ち、脳震盪
- 多発性硬化症※、癲癇※
- 妊娠初期（1-3か月）と後期（7-9か月）※

※ 印をつけた症状は、予防措置として挙げました。p.17に記した一般的な禁忌事項も参照してください。

骨盤で静止点を誘導する　　　　　　　　　　　　　　　　　　5-15分

臥位（座位も可）

エクササイズの実践

　クラニオセイクラル・リズムが、外旋と内旋の動きとして感じられる部位（体の対をなす部位）では、どこでも、次のOIR（outer and inner rotation＝外旋と内旋）テクニックを用いることができます。

1. 仰臥位の場合は、仙腸関節のリラクセーションや体のリズムの触診（p.64-p.66、p.78-p.79）のときと同様に、両手を骨盤の両端に当てます。座位の場合は、両手を大腿上部の骨盤に近いところに当てます。それから外旋と内旋のクラニオセイクラル・リズムを触診し、その性質を感じてください。

2. 数サイクル触診したら、左右均等に、内旋をそのもっとも内側の地点まで追い、そこに留まって外旋を妨ぎます。こうすると静止点が、ただちに、または、30秒後から1分後くらいに起こります。最初に感じた外側への動きは、減少または消滅します。

   または、

   内旋と外旋のクラニオセイクラル・リズムを感じることができるなら、静止点をもっと穏やかに誘導することができます。内旋のもっとも内側の地点で腸骨稜を留め続けるのではなく、外旋の動きを軽く妨げて、動きのスピードを落とすことにより、静止点に導くのです。このアプローチは、先に書いたアプローチより少し時間がかかるかもしれません。また、このアプローチはクラニオセイクラル・リズムを触診（感知）できることが前提になります。

3. 静止点の間、両手と体は何を感じましたか？　どこかがピクっという動いたりして、体がみずから調整に入るのを感じるかもしれません。静止点が訪れたら両手をやわらかくしてください。腸骨陵を内旋方向に留めるのをやめ、やさしく触れて耳を傾けます。

   静止点でクラニオセイクラル・リズムが休んでいるときは、その静寂のなかでもっと遅い動きを知覚できることもあります（p.64-p.66を参照）。

静止点をどのように知り、ミッドタイドやロングタイドをどのように感じ、生命の呼吸をどのように味わうかは、千差万別です。静止点はじつにさまざまに感じられるのです。たとえば、
- 深い呼気やあくびとともに
- 広大な広がりとして
- 深い平和として
- 動的な静寂として
- 体や宇宙の深い海のなかのリラクセーションとして
- 体と心と魂が一体化した感覚として

4. クラニオセイクラル・リズムが再開したら（たいてい長い外旋で再開します）、その動きを数サイクル触診します。
   - 何か違いがありますか？　あるとすれば、それは何ですか？
   - 静止点のあと、クラニオセイクラル・リズムの性質に変化がありましたか？　あったとすれば、どのような？

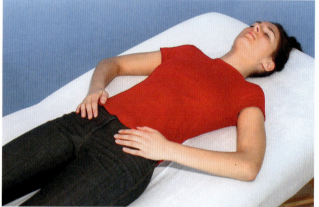

骨盤で静止点を誘導する

後頭骨で静止点を誘導する（第4脳室の「コンプレッション」）

5-10分

仰臥位

頭部での静止点の誘導は後頭骨で行うのがもっとも容易です。頭の重さを利用した圧が頭蓋内の構造に伝わり、第4脳室に影響をあたえます。第4脳室が穏やかに「コンプレッション」され続けるので、少し待つと静止点が始まります。

禁忌については、p.17とp.80-p.81を参照してください。

コンプレッション：ある部位の組織を自由にするために、手を使って、圧がかかる方向へと組織を誘い続けるテクニック（監修注）

エクササイズの実践

　やわらかいジャグリングボール［訳注：ジャグリングに使われるお手玉のようなボール］を2つ使います。ジャグリングボール2つをソックスの片方に奥まで詰め、口を縛ります（頭を載せても2つが隙間なく並んで離れないように詰めます）。それから仰臥位になり、後頭骨の下にジャグリングボール入りソックスを置きます。ジャグリングボールが後頭骨下端の2.5cmほど上に当たるようにしてください。位置が低すぎて後頭骨下端に当たったり、高すぎて頭頂骨に近いラムダ縫合に当たったりしないことが大切です。適切な位置に置いたら、5分ほどかけて頭をこの位置でリラックスさせ、10-15分後にジャグリングボール入りソックスを外します。どのように感じるか観察してください。体のどの部位がとくにリラックスしていますか？

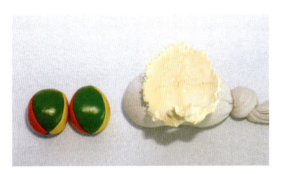

　このエクササイズは万人向けではありません。ジャグリングボールを心地よく感じない人もいるでしょう。その場合は、骨盤か大腿で静止点を誘導してください。

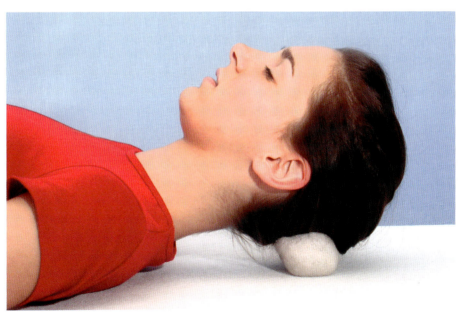

後頭骨で静止点を誘導する

結合組織をリラックスさせる　　　　各ポジションに 3-5 分
座位または臥位（立位も可）

　クラニオセイクラルのプロによる施術や、その他の各種のボディーセラピーと組み合わせて、健康的なエクササイズを行うと、体を横切る結合組織をリラックスさせることができます。そうしたエクササイズとしても、以下のセルフケアは素晴らしく有効です。体を横切る結合組織がリラックスすると、それらと織り合わさる縦の結合組織もリラックスします。

　結合組織は巨大なネットワークで、体（とくに筋骨格系や内臓）をつなぎ、維持する役割を果たしています。

このセルフケアによりサポートされるのは、
- 骨盤底、横隔膜、肩と首の周辺、頭蓋底
- 体の安定性、強さ、柔軟性、可動性
- 体の各部位と脳との情報交換
- 血管（がサポートされることにより、血液循環、解毒機能が改善される）
- 迷走神経の自由な流れ（がサポートされることにより、自律神経系の機能が改善され、それにより、消化機能、心臓の機能、呼吸機能、「頭部の脳」と「腹部の脳」の連絡機能が改善される）
- 生命力や生きる喜びの自然な現れ

　結合組織をリリース（解放）するテクニックは、簡単で効果的です。これはパート2の「体の部位と部位の移行部を知覚し、リラックスさせ、つなぐ」（p.45-p.53）と似ています。実際、このエクササイズは、あのセルフケアの延長と考えることができます。違いはただ、このエクササイズが、とくに体を横切る結合組織の多い部位に注目し、そこをリラックスさせる点です。

エクササイズの実践（あらゆる部位に）
1. 両手を選んだ体の部位にやさしく当てます。手の形を皮膚の下の構造に沿わせるつもりで、手と指をできるだけ皮膚表面に密着させてください。手も指も手首も力は抜きましょう。ときどき目を閉じて内側に意識を向け、内なるリラクセーションも感じてください。
2. 感覚的な意識が働くのに任せてください。実践を繰り返すことで、両手の膨大な数の受

容器がさまざまな情報を受けとることができるようになります。たとえば構造の可動性や温度を、構造の表面だけでなく構造の奥で感じることができるようになります。
3. 指と手の表面で明確にやわらかく触れることで、組織の奥まで感じることができます。
   - その部位をどのように感じますか？
   - その部位に数回息を吸い込むと、何か変化がありますか？
   - 両手の下に何を感じますか？
   - そのタッチは内側からはどのように感じますか？
4. タッチの密着度をゆっくりとほんの少し増すと、もっとしっかりと、もっと奥の組織につながることができます。ただし圧を強くしすぎないでください。圧が強すぎると、組織が刺激に反応して収縮しやすくなります。緊張は加療的な手技によって破られるのではなく、「タッチを通した気づき」によって和らぐのです。緊張を自然にできた制限として受け入れ、組織に調和して触れ、組織が両手の下でひとりでにリラックスしていくのを待ちましょう。

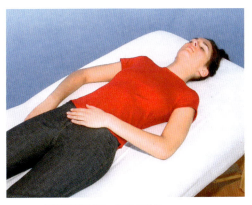

骨盤部をリラックスさせる

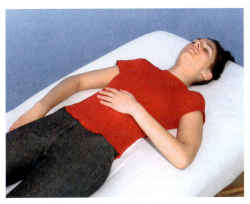

横隔膜をリラックスさせる

具体的な方法

　以下の手のポジションは、膨大な数の組み合わせのうちのほんの数例です。組み合わせは直観で選んでください。あるいは、体を横切る結合組織を、下から上まで順にリラックスさせていくのもよいでしょう。ときどき目を閉じ、リラクセーションを内側から知覚してください。

骨盤部

　一方の手のひらで骨盤部に触れます。小指が鼠径部または鼠径部の近くに触れるようにしてください。

横隔膜

　一方の手のひらで肋骨の下部に触れます。腹部から胸郭への移行部とその奥の横隔膜につながります。

胸郭上口

片手で胸郭上口に触れてリラックスさせます。親指と人差し指で鎖骨に触れ、手と指が胸郭のできるだけ広い範囲に触れるようにしてください。

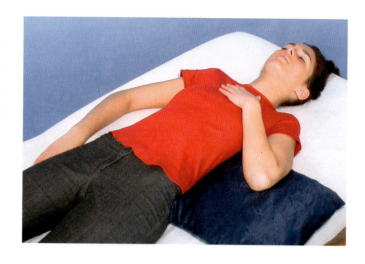

胸郭上口をリラックスさせる

舌骨に触れる

次の写真に示すように、喉にある舌骨に触れます。舌骨は、他の骨と直接つながっていない全身で唯一の骨です。たくさんの筋肉と靭帯と腱が付着しており、上は口腔底、舌、下顎、側頭骨茎状突起に、下は喉頭、胸骨、鎖骨、肩甲骨につながっています。

舌骨がリラックスすることによりサポートされるのは、

- 言葉と声の発達
- 口腔底のリラクセーション
- 側頭骨茎状突起とのつながり
- 甲状腺の機能

方法

親指と人差し指の先を2、3cm離して喉に当て、舌骨を見つけてください。舌骨は喉頭の上、顎先の奥、口腔底のすぐ下にあります。見つかったら、ゆっくりと時間をかけて、圧を加えず、指を穏やかに組織につなぎます。本当に舌骨に触れているかわからないときは舌を口蓋と口腔底の間で上下に動かすか、飲みこむ動作を数回してみましょう。そうすると舌骨が上下に動くので、見つけやすくなります。

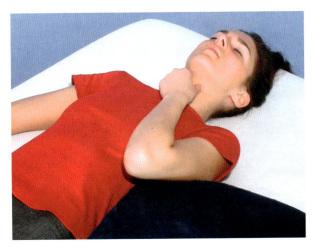

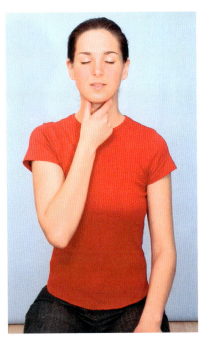

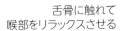
舌骨に触れて
喉部をリラックスさせる

頭蓋底をリラックスさせる

　両手のひらを横向きにして後頭骨に当てます。指を少し開いて、指の間に反対の手の指が入るようにしてください。両親指が後頭骨下端にしっかりと穏やかに触れるようにし、圧は加えません。この状態で組織を触診します。たとえば後頭骨下端の部分にある筋肉を親指で触診してください。耳を傾け、感じ、ゆったりとした広がりを誘うことに、しばらく没頭してください。これにより頭蓋底がリラックスします。

　組織は両手の下でどのように感じますか？

- クラニオセイクラル・リズムを感じますか？
- 両手の間の環椎後頭関節で何が起きていますか？
- 筋肉のやわらかさ、広さ、弾力は増しましたか？

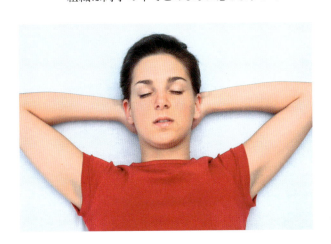

頭蓋底をリラックスさせる

結合組織をリラックスさせる（組み合わせ）

各ポジションに3-5分

座位または臥位（立位も可）

エクササイズの実践 (p.84を参照)
骨盤と横隔膜

　片手で、骨盤部を横切る結合組織に触れます。小指が鼠径部または鼠径部のできるだけ近くに触れるようにしてください。もう一方の手は肋骨弓の下に当てて横隔膜とつなぎ、そこをリラックスさせます。ポジションとタッチがこれでよいと感じたら、目を閉じ、身体感覚に注意を向け続けます。

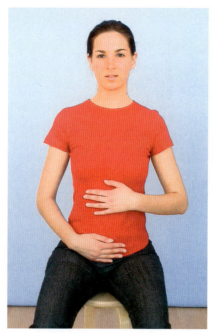

骨盤部と横隔膜をリラックスさせる

骨盤と胸郭上部

　片手で骨盤部に触れたまま、もう一方の手で胸郭上口付近に触れて、そこをリラックスさせます。親指と人差し指が鎖骨に触れるようにし、指と手全体で皮膚のできるだけ広い範囲に触れてください。

　その他の方法：下の手で骨盤部に触れたまま、上の手を動かして舌骨に触れ、喉をリラックスさせます。その手をさらに動かして、首の上部と後頭骨への移行部に触れ、リラックスさせてもよいでしょう。それにより頭蓋底もリラックスします。

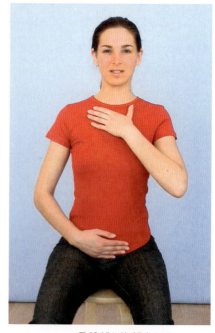

骨盤部と胸郭上口をリラックスさせる

横隔膜と胸郭上口

片手で肋骨弓の下に触れて横隔膜周辺とつながり、腹部から胸郭への移行部をリラックスさせます。もう一方の手では胸郭上口に触れて、そこをリラックスさせます。親指と人差し指が鎖骨に触れるようにし、指と手全体で皮膚のできるだけ広い範囲に触れてください。

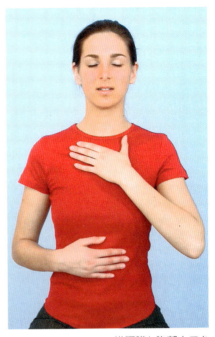

横隔膜と胸郭上口を
リラックスさせる

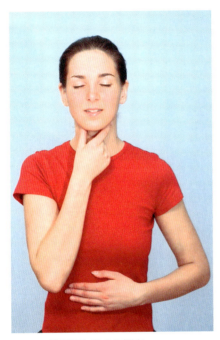

横隔膜と喉の周辺を
リラックスさせる

横隔膜と喉

横隔膜に触れた手はそのままにして、もう一方の手で舌骨に触れ、喉をリラックスさせます。

それから舌骨に触れていた手を動かして、首の上部と後頭骨への移行部のできるだけ広い範囲に触れ、環椎後頭関節と頭蓋底をリラックスさせます。その間、もう一方の手は横隔膜に触れたままです。

首と頭蓋底

一方の手を横向きにして後頭部の下（首の上部）に当てます。小指が後頭骨の端に触れるようにして、手全体が首の上部に接触するようにしてください。もう一方の手は後頭骨に触れて、そこに溶け込むために使います。その手の親指が首に触れている手の小指に触れてもかまいません。首の上部と後頭骨への移行部がリラックスすれば、頭蓋底もリラックスします。

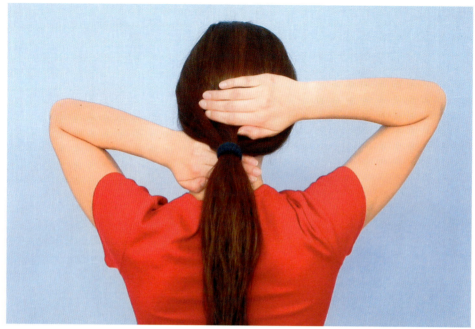

首と頭蓋底をリラックスさせる

　手の下の構造はどんな感じがしますか？　もう一方の手の下はどうですか？　一方の手の下で首の周辺がリラックスするにつれ、もう一方の手の下でクラニオセイクラル・リズムが明確になるのを感じますか？　両手の間の環椎後頭関節周辺で何が起こっていますか？

横隔膜と喉

　片手で横隔膜周辺に触れてそこをリラックスさせます。もう一方の手は舌骨に触れて喉をリラックスさせます。

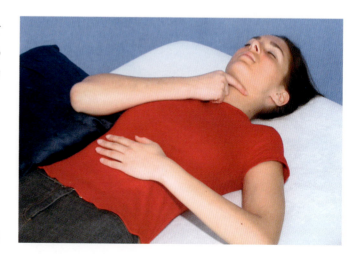

横隔膜と喉をリラックスさせる

胸郭上口と喉

片手で胸郭上口に触れ、もう一方の手で舌骨に触れて喉をリラックスさせます。

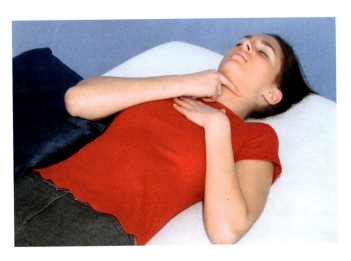

横隔膜と喉をリラックスさせる

軽い筋膜グライディングで結合組織をリラックスさせる

各ポジションに2-5分

臥位

「筋膜グライディング(Fascia Gliding)」は、結合組織と筋肉をリラックスさせるもうひとつの方法です。筋膜は、個々の内臓や筋肉、筋肉群を包む膜であり、コラーゲン線維でできた弾力のあるネットワークです。顔、首、胴体、四肢などすべての筋肉系を包み、皮膚の下の有機的な覆いとして機能しています。筋膜グライディングは体のどの部分にも用いることができます。

エクササイズの実践

1. 片手または両手を、衣服を介して、まず皮膚の層に、続いて皮膚の奥の結合組織の層に穏やかにつないでいきます。手が体の構造とつながったら、その手を体に対し上下方向に、次に左右方向に、ほんの少し動かします（一方向ずつ行っていきます）。手を皮膚表面で滑らせるのではなく、皮膚の抵抗に気をつけながら結合組織の層を穏やかに動かしてください。皮膚と結合組織の層とその下の筋膜を、組織が抵抗なく受け入れる範囲で動かすようにします。動かしながら組織の抵抗を感じたら、それを自然にできた制限として受け入れ、手を止めてください。そこを注意深く見守りながら、しばらくの間、そこに内側から呼吸を送り続けます。

2. すると、（たいていタッチの温かさと穏やかさによって）組織が緩み、それまでと同じ方続

けます向に組織を動かすことが許されます。手が再び新たな抵抗を感じたら同じことを繰り返してください。そのあとは組織を違う方向、つまり、垂直方向でなく水平方向に動かして、リラックスさせてもかまいません。新たにリリースされた組織の方向にしたがってもよいでしょう。

3. 筋膜グライディングによりリリースされた組織は、たいていやわらかくなります。そうしたら、さらに奥のまだ拘束されている組織に、もう少しだけ密着を強くして、ゆっくりとつながっていくことができます。その深部の組織とのつながりをはっきりと感じたら、再び筋膜を動かし始め、深部組織も同じようにリラックスさせていきましょう。

または、

手を深部組織につなぐのでなく、皮膚表面に軽く、しかし広範囲に触れていき、手の下の組織を広げ続けるのもよいでしょう。

筋膜グライディングの間は、目を閉じ、手と、触れてリリースされる組織と、身体感覚全体に意識を向けましょう。筋膜グライディングは圧を加えるものではなく、どちらかといえば、皮膚や筋肉の表面を「サーフィンする」ような感じです。

少し練習すれば、筋膜グライディングとその他のセルフケアとを組み合わせることによって、内臓を包む組織と内臓そのものをリラックスさせることができるようになります。このテクニックはクラニオセイクラル・セラピーでは「内臓トリートメント」、オステオパシーでは「内臓マニピュレーション」と呼ばれています。姿勢や体のあらゆる機能を改善するためには、セラピストによるこうした施術がお勧めです。セラピストはこれを、手術前などに、組織をリラックスさせるために用います。また、妊娠前・中・後期の母体の変化のサポートに用いることもあります。

筋膜グライディングはよく、体の部位のリラクセーションや、体を横切る結合組織のリラクセーションとも組み合わせて用います。

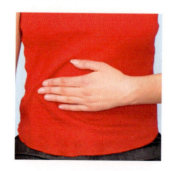

筋膜グライディング——
手を皮膚表面で
滑らせるのでなく、
組織を軽く動かす

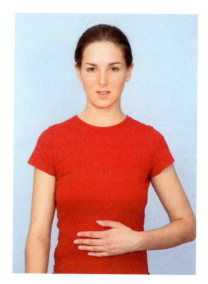

頭部（頭蓋骨）をリラックスさせる

頭部をリラックスさせる前に

　頭部の穏やかなリラクセーションについて解説する前に、注意事項を書いておきます。用心のため、以下に1つでも当てはまるものがある場合は、頭部のセルフケアは行わないでください。

　髄膜炎、頭部の損傷や骨折、脳震盪、鞭打ち、脳卒中、神経系の病気（多発性硬化症、癲癇（てんかん））、全身的な不調、頭部の圧迫感、頭痛、偏頭痛

　セルフケアは病気の予防とリラクセーションに役立つものであって、病気を治療するためのものではありません。不調が長期にわたる場合は、まずは医師や代替医療の専門家に相談してください。そのあとでプロのクラニオセイクラルの施術者のところへ行くのもよいでしょう。

　クラニオセイクラルのセルフケアの初心者は、初めはここに書いた順序でエクササイズを行うことをお勧めします。まず頭蓋底（胴体から続くたくさんの筋肉が付着する部位）をリラックスさせ、次に頭蓋縫合に触れ、続いて頭部の個々の骨に触れてクラニオセイクラル・リズムの性質や特徴を触診します（p.63を参照）。

　頭部のリラクセーションを統合するためには、胴体、骨盤、仙骨領域のなかの2、3箇所も、リラックスさせることをお勧めします。

　クラニオセイクラル・リズムにシンプルに耳を傾ける方法は、わくわくしながらリラックスできるエクササイズであり、潮の満ち引きのような神経系のリズムに乗って歩む、瞑想の旅です。私たちは、拘束されたリズムを識別することで、体のどこがリラックスし、どこが拘束されているかについての手掛かりを受けとり続けます。体の個々の各構造には、全身の可動性に応じた個別の運動能力（自動性）があります。個々の構造がリラックスすれば、その自動性が改善され、それによって全身の可動性も改善されます。私たちの体には計り知れないほどの自己調整力があり、その自己調整力によって、自動性と可動性の変化のバランスがとられています。自己調整力が不足しているときは、クラニオセイクラルのプロによる施術を6-12回ほど受けて、サポートしてもらうことをお勧めします。

　ゆっくりとしたクラニオセイクラル・リズムの動きを聴き、その性質を観察しましょう。スピード、広がり、動き、強さはどうですか？　対をなす頭蓋の骨では、左右で違いがありますか？

頭蓋骨で自己触診をしたら、そのあとは頭蓋仙骨系の簡単なリラクセーションをいくつか行うことができます。セルフリラクセーションの前にクラニオセイクラル・リズムを調べておき、あとで前後のリズムを比較してください。その後、同じエクササイズを続けるのも、別のエクササイズに進むのも、エクササイズを組み合わせるのも、自由です。

このパートのセルフケアは、行えば行うほど、手のポジションにも、ゆっくりとした潮の満ち引きのような体の動きを識別することにも、自信がついていきます。そして、エクササイズに慣れれば慣れるほど、ここに書いた順序に厳密にしたがう必要がなくなり、どのエクササイズにどれだけの時間をかけるのがよいか、エクササイズをどう組み合わせたらよいかを直観で決めることができるようになります。

頭蓋底と後頭骨をリラックスさせる　　　　　　　　5分

臥位または座位

このセルフケアにより促進されるのは、
- 環椎後頭関節周辺のゆとりと広がり
- 頭蓋底と首の上部のリラクセーション
- （関節的に）顎関節のリラクセーション

エクササイズの実践

「結合組織をリラックスさせる」（p.87を参照）のエクササイズと同様に、両手を後頭骨に当て、両手の親指が後頭骨の下端にくるようにして、頭蓋底の環椎後頭関節周辺の組織をリラックスさせます。以

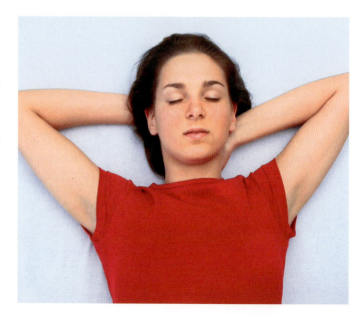

頭蓋底と後頭骨を
リラックスさせる

頭蓋仙骨系をリラックスさせる | 95

下のエクササイズは、頭蓋底と後頭骨をより直接的にリラックスさせるのに役立ちます。

1. 一方の手を横にして後頭骨に当て、親指が骨の縁に直接触れるようにします。もう一方の手は首の上部に当て、小指の端が後頭骨の縁と、少しだけ反対の手の親指に触れるようにします。下の手は首の上部とできるだけ密着させてください。しっかりとつながり、耳を傾け、感じ、ゆとりと広がりを招き、両手の間に横向きに走る頭蓋底をリラックスさせましょう。
   - 両手の下の構造はどんな感じですか？
   - 後頭骨でクラニオセイクラル・リズムを感じることができますか？
   - 両手の間にある第1頸椎から後頭顆への移行部と、環椎後頭関節で、何が起こっていますか？
2. 組織が緩み始めたら、後頭部に当てた手で、やさしく、ほんの少しだけ、頭頂部に向かってディコンプレッションを行います。手を頭頂部に向かって動かす距離は、最小限（1.5㎝程度）にしてください。これにより首全体がストレッチされ、肩と脊髄硬膜上部にも影響が及びます。

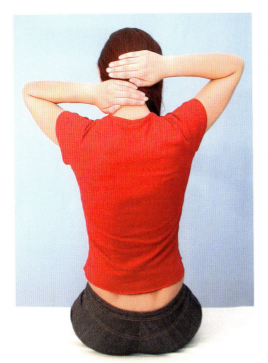

穏やかなディコンプレッションは、強くはっきりとした牽引と違い、動く方向への「誘い」であり、蝶の羽ばたきのように微妙なものです。

この穏やかなディコンプレッションは、強く急速に行うのでなく、30秒から3分ほどかけて、ゆっくりと、軽く、安定した動作で行います。

頭蓋底と後頭骨を
リラックスさせる

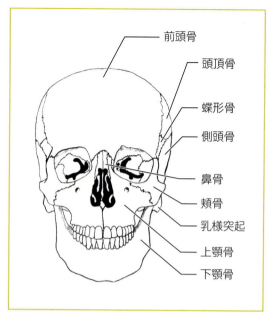

頭蓋骨(前面)

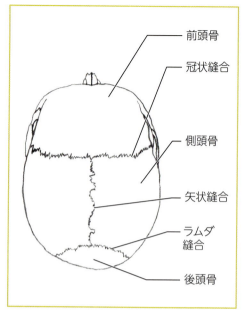

頭蓋骨と頭蓋縫合(上面)

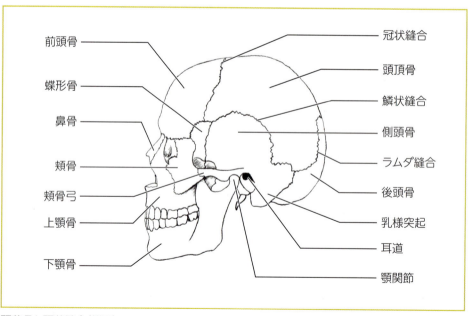

頭蓋骨と頭蓋縫合(側面)

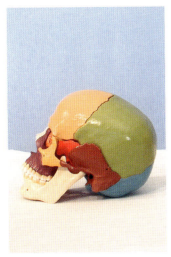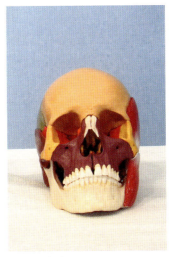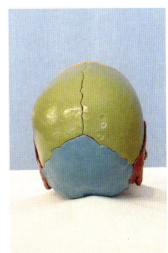

頭蓋骨の側面(左)、前面(中央)、後面(右)

頭蓋縫合を感じ、リラックスさせる

各ポジションに2分

臥位または座位

　以下のエクササイズでは、頭の個々の骨を感じ、触れ、リラックスさせます。これらのエクササイズは、頭のさまざまな骨でクラニオセイクラル・リズムを正確に聴きとる練習にもなります。ここで大切なのは正確なタッチと、指の温かさです（「指」とは指の表面全体をさします。指の表面全体の状態によって、ごく繊細なタッチができるかどうかが決まります）。また、両手の下にスペースと広がりを招くように意図することも重要です。こうしたことのすべてが、頭蓋縫合やその周辺のたくさんの受容器によって脳に届けられるからです。

このセルフケアにより促進されるのは、

- 頭蓋縫合の広がり
- 頭蓋内のさまざまな膜のリラクセーション
- 制限がなくバランスのよいクラニオセイクラル・リズム

　「頭蓋仙骨系」（p.5）と「クラニオセイクラル・リズム」（p.61）の各章に書いたように、頭蓋縫合は硬くくっつき合っているものではありません。実際、頭蓋仙骨系の構造が柔軟だと「頭蓋は呼吸」します。しかし、出生時のプロセスやその後の事故や怪我によって、頭蓋縫合が部分的に押され、すき間がなくなったり、詰まったりすることがあります。

頭蓋の骨と縫合の名前を入れた図とカラー写真は、それらの構造を見つけ、感じる役に立つでしょう。図と写真をじっくりと見て、細部までなじむことをお勧めします。

ただし写真と解説が役立つといっても、同じ人間はふたりといないので、そうした情報と自分の体との関係を正確に知ることができるのは自分だけです。体の対をなす構造でも、左右を比べてみると、まったく同じということはありません。肋骨弓や縫合なども左右で微妙に違っています。

解剖学の知識は大切ですが、その知識を、実際に触れて生かすことも大切です。本から知識を得ることも大事ですが、経験は絶対に欠かせません。体を探索し、感じてください。耳を傾け、対応することが、動きを助け、自己調整を招きます。セルフヘルプ・エクササイズは発見の旅です。この旅で私たちは、体に関する新たなことをたくさん味わい、学びます。その学びは、ストレスなく、リラックスした穏やかさのなかで起こります。

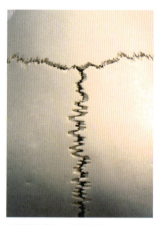

冠状縫合と矢状縫合、その接点であるプレグマ

エクササイズの実践

軽く指で触れることにより、以下の頭蓋縫合を頭皮の下に感じてください。頭蓋縫合はかすかな尾根や溝などの形状でわかります。ここでも触れ、つながることで、ゆとりと広がりを招いてください。

冠状縫合は、前頭骨と頭頂骨をつないでいます。四指の先を額の上（生え際の少し上）に当てると、たいてい冠状縫合を触診できます。

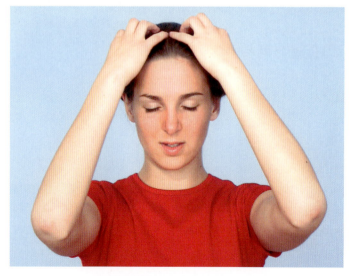

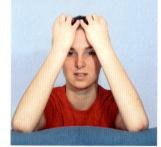

肘を立てた状態で冠状縫合を感じ、リラックスさせる

冠状縫合を触診しリラックスさせる

矢状縫合は左右の頭頂骨をつないでいます。両手の四指の爪で軽く触れてください。指先で頭の中心線の一番高い部分の矢状縫合を感じてください。そこから前に辿っていくとブレグマ（前頭骨との接合点）が、後ろに辿っていくとラムダポイント（後頭骨との接合点）があります。矢状縫合の全域を辿ってみましょう。

鱗状縫合は側頭部にあり、側頭骨を頭頂骨とつないでいます。四指の先で耳の上の頭皮に触れ、構造を感じてください。ときどき指を少し高めの位置にずらして、骨が少し重なっている鱗状縫合を触診しましょう。

頭蓋縫合をやさしくマッサージする――指先で縫合をしばらく感じ、空間や広がりや温かさなどを知覚することができたら、セルフケアの幅を広げ、ゆっくりと穏やかな円を描く動きで頭蓋縫合

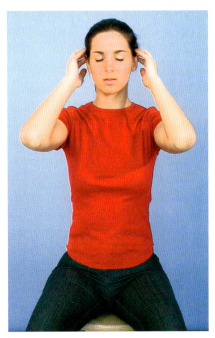

鱗状縫合を感じ、リラックスさせる

を軽くマッサージしてもよいでしょう。圧はかけず、髪を洗うときよりもずっとゆっくりと、やさしく行ってください。

頭蓋の骨に触れ、その動きを聴く　　各ポジションに5分

臥位または座位

前のエクササイズですでに頭蓋縫合を見つけているなら、頭の個々の骨を見つけて正確に触れるのは簡単です。頭蓋の骨の構造と各部の名称を知り、正確な位置を見つけるために、p.96-p.97の図と写真を役立ててください。順番は以下の通りでも、自分で決めてもよいでしょう。

方法

パート1と2にも書いたように、座位のときは、大地とつながり、意識を自分に集中し、呼吸を楽にして、肩と首の力をできるだけ抜きます。また、下顎を緩め、どこにも緊張を感じないようにしてください。

ただ受け入れる姿勢で、さまざまなレベル（髪、頭皮、髄膜、脳脊髄液）につながりさえすれば、共鳴に必要な広がりが生まれます。私たちの感覚による認識力は鍛えられ続け、広がり続けます。神経系が、新たな感覚に対し、しだいに敏感になっていくからです。この現象は努力なしで容易に起こります。リズムが向こうからやってくるのをただ待っていればよいのです！

触診して聴く力を深めるのに役立つのは、
- 解剖学的に適切な指のポジションと、やわらかくやさしい触れ方
- 心の姿勢——集中するのでなく、落ち着く
- 継続時間（3分間聴き続けるか、30秒間でやめるか）
- 触診の頻度：週1回、毎日、それ以上など

前のエクササイズでわかった頭蓋縫合を手がかりに、頭の各骨に、一度にひとつずつ触れます。今度は縫合ではなく骨の表面に触れてください。このエクササイズの準備として、前のエクササイズと、体のどこかの部位でのリズムの触診をお勧めします。また、クラニオセイクラルの施術をプロの施術者から受けた経験も、自己触診に役立ちます。

エクササイズの実践

1. 頭蓋の選んだ骨に触れます。指の表面をできるだけ密着させて、ゆっくりとした穏やかな動作を心がけてください。内なるリラクセーションを観察するために、ときどき目を閉じましょう。縫合や他の骨に触れないようにして、選んだ骨に触れた指を以下のレベルにつなげます。
   - 髪
   - 頭皮
   - 骨

   骨のレベルに明確につながるまでたっぷりと時間をかけてください。何を知覚していますか？　頭に何を感じますか？　そして体に何を感じますか？
2. 骨の奥にある髄膜を招き入れましょう。骨のレベルを通過し、結合組織とつながります。骨は髄膜よりも硬い物質でできています。髄膜にもある程度の硬さはありますが、骨と比べると変形しやすく、弾力があり、やわらかく、柔軟です。
3. 脳脊髄液も招き入れましょう。脳内と脳の周りの脳脊髄液の流れに知覚を広げます。骨と髄膜のレベルと比べると、この流れはさらに精妙に感じるでしょう。聴く力が高まって、どの構造にもつながることができるようになれば、すべてが共鳴しあって、頭蓋呼吸に気

づきやすくなるでしょう。そうなるとたいてい、タッチより軽くなります。骨の自由な呼吸を妨げず、ゆっくりとした潮の満ち引きのようなクラニオセイクラル・リズムの動きに耳を傾けてください。

4. クラニオセイクラル・リズムの性質（p.63を参照）を、もっとゆっくりとしたリズムとはっきり聴き分けます。これから示す頭蓋の骨のリラクセーションのあとに（または、静止点誘導のあとに）、クラニオセイクラル・リズムを感じることができるでしょう。もしもミッドタイド（2-3サイクル／分）を触診できたら、何も変えることなく、ただ、聴き続けてください。そして、ただ驚嘆してください！
5. 触診している部位から意識を離します。そっと指を離してください。それから深呼吸を数回して目を開けてください。

タッチが硬くなっていないか、また、押しつける感じになっていないか、ときどきチェックして調整してください。とくに組織がリラックスしたときや、静止点が起こったときは気をつけましょう。

> ひとつの箇所をよく聴いて触診し、構造がひとりでに調整されるのを待ちましょう。組織が休息を必要とするたびにそれを受け入れましょう。自然の自己調整力を妨げることなく、ただ、やわらかいタッチでサポートしましょう。構造に必要な時間をあたえてください。構造があなたの誘うタッチを信頼し、緊張を解くまでにはある程度の時間が必要です。私たちの潜在意識と体の知恵は、私たちが理解している以上に賢いのです。たいていの場合、何もしないほうが、たくさんのことが起こります。

前頭骨に触れる　　　　　　　　　　　　　　　　　　　　　3-5分

座位または臥位

両手を額に当て、両手の四指のできるだけ広い表面で前頭骨に触れます。ゆっくりとした明確で穏やかなタッチを心がけてください。前頭骨の上の冠状縫合を見つけ、四指の先をそこに、または、その下に当てます。左右の小指は触れ合ってもかまいません。人差し指も側頭部に逸れずに、前頭骨に触れるようにしてください。こうすることにより、上に逸れすぎた位置（頭頂骨）や横に逸れすぎた位置（側頭骨）を間違って触診せずに済みます。親指は頭部には当てず、人差し指の上に置くか、頭から少し浮かせてください。四指の付け根あたり

で眉に触れ、穏やかに額の下端とつながってください。このあとは、p.100-p.101に書いた手順1-5にしたがってください。

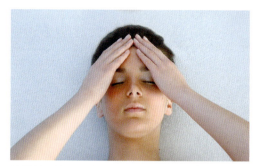

前頭骨に触れ、クラニオセイクラル・リズムを聴く(臥位)(p.60の写真も参照)

頭頂骨に触れてリラックスさせる　　5分

座位または臥位

頭頂骨に触れる

　両手をそれぞれ左右の頭頂骨に持っていき、四指のできるだけ広い表面で触れます。ゆっくりとした明確で穏やかなタッチを心がけてください。まず前頭骨の上端を走る冠状縫合に触れ、それから小指の先をその少し（1cm弱）上の、矢状縫合の左右に当てます。その他の四指の先も頭頂骨に触れるようにしてください。このとき側頭部は自由にしておきましょう。側頭部を親指や手のひらで締めつけてはいけません。冠状縫合に触れないように、また、側頭部の鱗状縫合を圧迫しないように気をつけてください。親指は一切使いません。このあとは、p.100-p.101に書いた手順1-5にしたがってください。

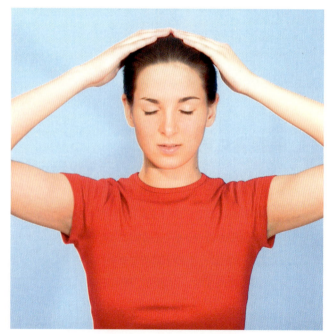

頭頂骨に触れ、クラニオセイクラル・リズムを聴く(座位)

頭蓋仙骨系をリラックスさせる | 103

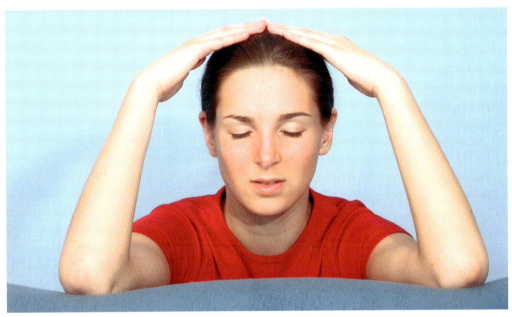

頭頂骨に触れ、クラニオセイクラル・リズムを聴く(肘を立てて)

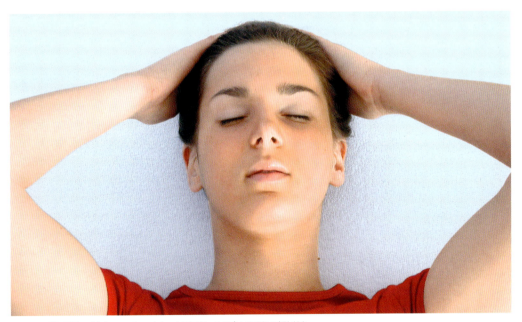

頭頂骨に触れ、クラニオセイクラル・リズムを聴く(臥位)

頭頂骨をリラックスさせる

このセルフケアにより拡大するのは、
- 大脳鎌などの頭蓋内の膜の柔軟性
- 脳脊髄液の流れ（脳内の浄化力の向上につながる）
- 左右の大脳半球のつながりとバランス
- 学習能力と集中力
- 脳内の血液循環
- 動脈と静脈の血管の強さ（脳卒中の予防につながる）
- クラニオセイクラル・リズムの自由度とバランス

頭頂骨のリラクセーションをサポートするためには、
- 側頭筋を軽く伸ばしたり、マッサージしたりする（p.33のエクササイズを参照）
- 鱗状縫合を見つけ、リラックスさせる（p.99のエクササイズを参照）

これまでに紹介したエクササイズを、これから紹介するエクササイズの準備として、あるいはそれらと組み合わせて用いることをお勧めします。

エクササイズの実践

頭頂骨に触れて耳を傾けたあとは（p.100-p.101を参照）、おそらくクラニオセイクラル・リズムを受けとっているでしょう。では、意図を頭頂部に向け、頭頂骨のリラックスを誘いましょう。

1. まず鱗状縫合と冠状縫合に触れます（p.98-p.99を参照）。それから母子球と手のひらの手首に近い部分、または、四指の先を、側頭部の頭頂骨の部分に当てます。どの頭蓋縫合も圧迫しないでください。手のひらや四指が冠状縫合に触れたり、親指の付け根がラムダ縫合に触れたりしないように気をつけます。

2. 頭頂骨に対する手のポジションとタッチの質が左右均一になったら、頭頂骨をやさしく、わずかに、頭頂部の方向に動かして、ディコンプレッションを行います。これにより縫合と髄膜と大脳鎌がリラックスします。両手を動かす距離はわずか（1.5cm程度）です。親指の付け根部分と手のひら部分（または四指の先）のタッチの質を変えずに、安定した動作で行ってください。この穏やかなディコンプレッションにより、ほとんど知覚できないけれどグラムで測定できる「引き」が生じます。これは頭頂方向への明確な誘導です。先述したように、蝶の羽ばたきのように精妙に誘います。

頭蓋仙骨系をリラックスさせる | 105

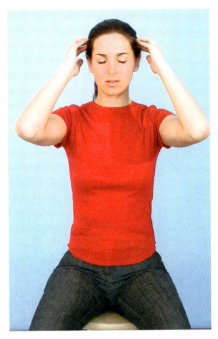

このディコンプレッションは、強く急速に行うのでなく、ゆっくりと軽く、安定した動きで、30秒から3分かけて行ってください。それから頭頂骨でのクラニオセイクラル・リズムを触診し、前より強くなっているか、バランスがとれているかなど、前後を比較してみましょう。

四指で頭頂骨をリラックスさせる

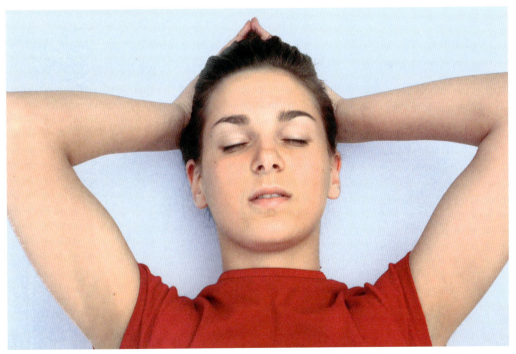

親指の付け根のふくらんだ部分と手のひらの手首に近い部分で頭頂骨をリラックスさせる

側頭骨をリラックスさせる　　　5分

　左右の側頭骨は、クラニオセイクラル・リズムの外旋時は鱗状縫合の部分で左右に広がり、同時に顔の方向にも動きます。内旋時は頭頂骨の方向に動きます。
　こうした動きが十分に触診できないときは、以下のようなさまざまな理由が考えられます。
- 咀嚼筋や喉、肩、胸郭上部、首に過度の緊張がある
- 頭蓋底に機能障害がある
- 側頭骨の周りの縫合が圧迫されている
- 小脳テントその他の膜に緊張がある
- 脳脊髄液の、とくに側面部分の動きのバランスが乱れている
- 外傷がある

　側頭骨に直接つながる構造（咬筋、後頭骨や肩、首の筋肉、頭蓋底周辺の筋肉、胸郭上部から首にかけての筋肉）は、パート2と3のエクササイズを行っていれば、すでにリラックスしているでしょう。

側頭骨でクラニオセイクラル・リズムを聴く

　まず四指の先で鱗状縫合を見つけ、それから四指の先をそこより1cm弱耳に近い部分に当て、側頭骨の動きを触診します。親指は鱗状縫合に触れず、耳たぶの後ろの乳様突起に触れるようにしてください。再び四指の先で髪、頭皮、骨のレベルにつながり、髄膜と脳脊髄液

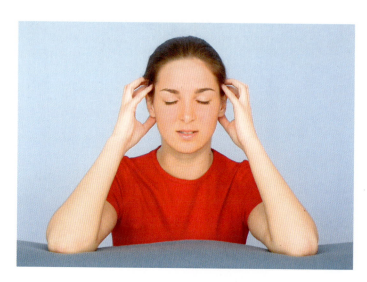

側頭骨で
クラニオセイクラル・
リズムを聴く
（肘を立てて）

頭蓋仙骨系をリラックスさせる | 107

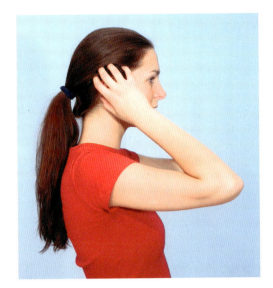
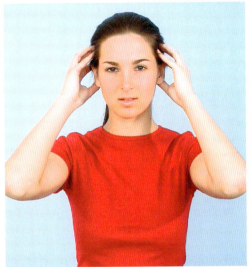
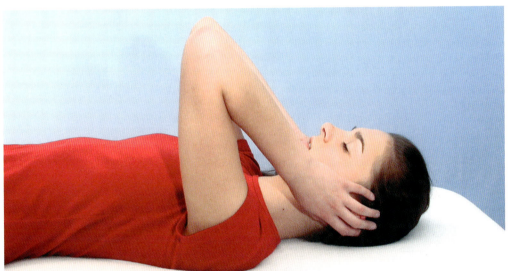

側頭骨でクラニオセイクラル・リズムを聴く（座位、臥位）

のレベルにも同調します。クラニオセイクラル・リズムの性質に耳を傾けてください。たとえば、左右の動きを同様に感じますか？　それとも左右で違いを感じますか？
　このあとは、p.100-p.101に書いた手順1-5にしたがってください。

穏やかなイヤプルで側頭骨をリラックスさせる
座位または臥位(立位も可)

このセルフケアにより、
- 鱗状縫合の圧迫と緊張が和らぐ
- 頭蓋底がリラックスする
- 小脳テント(硬膜の延長で、小脳と後頭葉の下部とを分ける部分)がリラックスする
- 頭蓋底の血管が広がる。それにより血液の流れがよくなる
- 脳神経の一部、とくに内耳神経と迷走神経の機能が改善する
- 側頭骨の拘束が和らぎ、それにより隣接する蝶形骨と喉頭骨の可動性が増す
- 顎関節がリラックスする
- 間接的に、舌骨と喉と首がリラックスする

エクササイズの実践

左右均等にきわめて軽いイヤプルを行うことにより側頭骨をリラックスさせます。

1. 外耳の下から3分の1のところに左右それぞれの人差し指を当てます。親指で耳たぶのすぐ上の部分を裏側から支えてください。下顎の力は緩めます。目を閉じ、自分の内側を観察してください。
2. 軽く、ゆっくりと、きわめてやさしく、できるだけ左右均等に引っ張ります。強く引っ張られる感じがしないようにしてください。

   急速に引くのでなく、1-3分ほどかけて、きわめて軽く安定した動作で引きます。構造に丁寧に耳を傾けずに強く引きすぎると、刺激が強くなりすぎます。リリース(解放)する方向へと、やさしく絶え間なく誘うようにしてください。リリースする方向とは、わずかに外側、後ろ側、下側です。構造に時間をあたえ、どのタイミングで、どの部分の、どれだけの緊張をリリースすればよいかを、構造自身に決めてもらいます。

体がいつ、何を手放そうとしているのかを告げる内なる声に、耳を傾けましょう。あなたがやさしく誘うことによって、体は内側からひとりでに修正されます。構造をテクニックで無理に修正するのでなく、意図を明らかにして、体が自己調整力を働かせるのを待ちましょう。リラックスして耳を傾け、何がどこでどのように変化しているかを意識して感じてください。

側頭骨で味わう感覚、あるいは引かれる感覚が左右で違っていると感じたら、軽い外側への引きが左右完全に同じになるようにします。側頭骨ががどれだけ拘束されているかが左右で違う場合もあります。また、錐体骨（側頭骨の中央部）に支えられている小脳テントの傾斜や緊張度に左右差があることもあり、側頭骨のリリースが進むにつれ、それが触診でわかることがあります。頭部に触れることによって、指を通して、左右の側頭骨がじつは分かれているのではなく、小脳テントでつながっていることに気づくのは、とてもおもしろい体験です。

3. 穏やかなイヤプルの手をゆっくりと離します。今どんな感じか、意識してみましょう。それから再び頭頂骨でクラニオセイクラル・リズムを触診します（p.102のエクササイズの指の位置を用います）。リズムは変わりましたか？ 左右のゆっくりとした潮の満ち引きのような動きは、バランスが改善しましたか？ 強くなりましたか？ 広がりましたか？

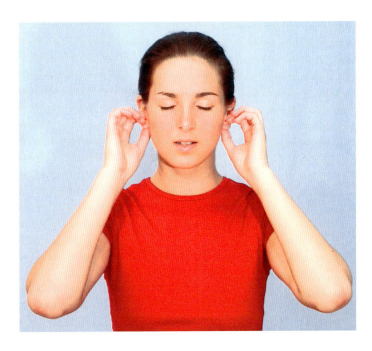

穏やかなイヤプルで
側頭骨を
リラックスさせる（座位）

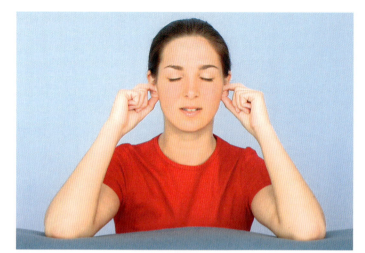

穏やかなイヤプルで
側頭骨をリラックスさせる
（座位、肘を立てて）

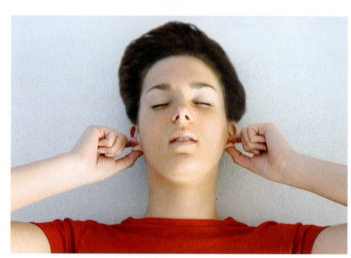

穏やかなイヤプルで
側頭骨をリラックスさせる
（臥位）

←原書と髪型が同じ写真なし

後頭骨をリラックスさせる　　　　　　　　　3-5分

臥位または座位

エクササイズの実践

　後頭骨でクラニオセイクラル・リズムを触診するときの手と指のポジションについてはp.87、p.89、p.94に書きました。このセルフケアの効果についても、そこにすでに書きました。

　後頭骨の上を横に走るラムダ結合を圧迫・拘束しないようにして、もっとも心地よく感じられる手と指のポジションを選んでください。以下はクラニオセイクラル・リズムを感じやすくする方法です。

- 片手を横向きに後頭骨または後頭骨のすぐ下に当てる
- 両手を横向きにして、左右の手の指を組み合わせ（片手の指をもう一方の手の指の間に入れ）、後頭部または後頭部のすぐ下に当てる（指の表面でクラニオセイクラル・リズムを触診する）
- 一方の手を横向きに首の上部に当て、もう一方の手を横向きに後頭骨または後頭骨のすぐ下に当てる

このあとはp.100-p.101に書いた手順1-5にしたがってください。

前頭骨と後頭骨で同時にクラニオセイクラル・リズムを触診する

片手を横向きに後頭骨または後頭骨のすぐ下に当て、もう一方の手を前頭骨の形に沿わせ、そのできるだけ広い表面に接触させます。どの縫合も拘束しないようにしてください。

鼻骨をリラックスさせる　　2分

臥位または座位

眼鏡をかけている人にはとくに効果のある楽しいエクササイズです。

このセルフケアにより促進されるのは、

- 顔の骨のリラクセーション
- 篩骨（しこつ）のスペースの拡大（嗅覚の向上につながる）
- 大脳鎌などの頭蓋内の膜の柔軟性
- 顔の骨、篩骨、蝶形骨のクラニオセイクラル・リズム
- 副鼻腔と篩骨洞周辺の腺の活動（炎症の予防につながる）

エクササイズの実践

1. 片手の中指と薬指を眼窩に当てます。眼球に触れないようにしてください。どちらの指も確実に眼窩の上縁（前頭骨の下縁）に当て、そことつなぎます。
2. もう一方の手の親指と人差し指をそれぞれ鼻骨の両側に当て、そことつなぎます。これら4本の指が、触れている構造と完全につながるのをゆっくりと待ってください。しっかりとつながればつながるほど、鼻骨と前頭鼻骨縫合がリラックスしやすくなります。

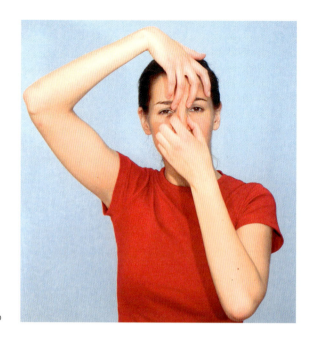

前頭鼻骨縫合をリラックスさせる

3. 眼窩に当てた中指と薬指は、リリースの方向にすべっていかないように、眼窩の縁に軽くひっかけておきます。指のポジションはこれでよいと感じたら、目を閉じ、内側を観察してください。
4. 両手を同時に互いに遠ざかる方向に動かして、ゆっくりと丁寧にディコンプレッションします。眼窩の縁に軽くひっかけた中指と薬指で、前頭骨を頭頂部に向かってリラックスさせ、鼻骨に当てた親指と人差し指で、鼻骨を斜め（前下の方向）に動かしてリラックスさます。このときの意図は「穏やかなイヤプルで側頭骨をリラックスさせる」（p.108-p.110を参照）のときと同じです。

前頭鼻骨縫合を両手でリラックスさせるこの方法は、きわめて効果的ですが、指のポジションに慣れるのに少し時間がかかります。もうひとつの方法として、これを片手の親指と人差し指で行うこともできます。親指と人差し指を鼻骨の最上部の両側に当て、その2本の指の先を眼窩（前頭骨の縁）に当てるのです。2本の指がしっかりと骨につながったら、縫合から遠ざかる方向（座位の場合は前、臥位の場合は上）にリリースします。

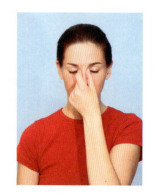

顔の骨を感じ、リラックスさせる　　各ポジションに2-5分

臥位または座位

　顔はとくに敏感な部位なので、やさしいタッチにも強く反応します。顔の骨の構造がリリースされると、頭蓋の他の骨も可動性が増し、視覚や嗅覚にもプラスの影響があります。衝突や落下などによる外傷で顔の骨が圧迫を受けると、その圧迫は蝶形骨や頭蓋骨底部全体に伝わります。頬骨が圧迫されると、おもに頬骨弓を介して側頭骨の動きに影響します。

このセルフケアにより促進されるのは、、

- 顔の骨と周辺の構造のリラクセーション
- 顔の周辺の多数の筋肉、靭帯、筋膜のリラクセーション
- クラニオセイクラル・リズムの自由度とバランス

　顔の個々の骨の識別に、p.96-p.97の写真と図を役立ててください。識別ができるようになると、正確な触診がしやすくなります。

エクササイズの実践

　四指の先で顔の骨に触れ、空間と広がりを招きます。座位と臥位のどちらの場合も、手のポジションを安定させるために、左右の手首を触れ合わせてもかまいません。

1. 腕、手首、手、指の力を抜きます。まず、四指の表面で、顔の側面全体と頬にゆっくりと軽く触れていきます。形や皮膚のきめ、筋肉の状態、左右の違いなどを感じてください。指の表面が、皮膚と組織を通して、骨のレベルと確実につながるようにしてください。ここで何を知覚しましたか？　リラックスして空間と広がりを招き、感触に耳を傾けましょう。しばらくそうしたあとに、指を離します。動作の前後で、感じ方にどのような変化がありましたか？
2. 次に四指の先で、ゆっくりと顔の個々のさまざまな骨に触れていきます。指の関節を柔軟にしておくと、やさしく触れやすくなります。指先が個々の骨と確実につながったら、再び空間と広がりを招き、リリースするための十分な時間を構造にあたえます。親指は使いませんが、下顎に軽く触れていてもかまいません。

3. 顔全体に慣れるためにも、顔全体に触れてリラックスさせるためにも、ときどき指のポジションを顔のもっと中央寄り、あるいは耳寄りに変えてみましょう。
四指の先で、以下の各骨に触れることができます。

頬骨と上顎骨

ポジション1――両手の薬指と中指と人差し指で頬骨に、小指で上顎骨に触れます（右の写真）。

ポジション2――両手の中指と人差し指で頬骨に触れ、小指で鼻の下の、薬指で鼻の両側の上顎骨に触れます（左の写真）。

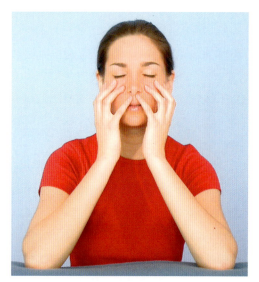

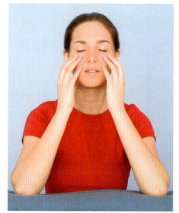

顔の骨を感じ、リラックスさせる

頬骨、上顎骨、頬骨弓

両手の薬指と中指で頬骨に、人差し指で頬骨弓に、小指で鼻の下または両側の上顎骨に触れます。

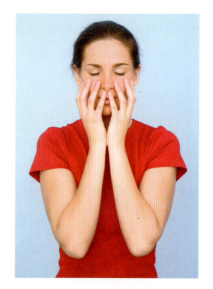

顔の骨を感じ、リラックスさせる

側頭下顎関節をリラックスさせる　　　2-5分

座位、臥位、立位

「咀嚼筋を触診し、伸ばし、マッサージする」のエクササイズ(p.32)のところですでに述べたように、咀嚼筋は日常のストレスのせいで緊張しやすく、そのせいで歯を食いしばりやすくなったり、夜の歯ぎしりの原因になったりします。顎の周辺の筋肉、靭帯、腱、筋膜が慢性的に緊張していると、この複雑な関節に過剰な負担がかかり、片側または両側が早く摩耗してしまいます。

エクササイズの実践

四指の表面で側頭下顎関節とその周辺の構造にやさしく触れます。側頭下顎関節がリラックスし、和らいで感じるようになるでしょう。

1. 両手の人差し指、中指、薬指の表面を側頭部の耳のすぐ前に当てます。四指の先が耳道より高い位置にくるようにしてください（下の右の写真を参照）。少し口を開けて下顎をリリースし、感じている緊張をすべて呼吸とともに吐き出します。目を閉じ、内側を観察してください。
2. 指の表面を、皮膚の下にある筋肉や筋膜などの組織につなぎます。
   - どんな感じがしますか？
   - 下顎の感触が左右で違いますか？　違うとすれば、どのように？
3. 構造との明確なつながりを失うことなく、タッチを軽くします。温かさや広がりを感じますか？　再び、タッチによって空間と広がりを招きましょう。組織のリリースと、体内で知覚するものに耳を傾けます。

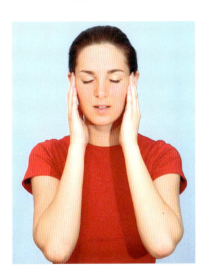
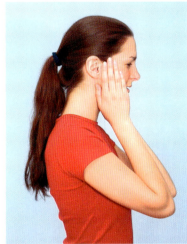

下顎周辺の組織に触れ、リリースする

咀嚼筋のマッサージ

　顔の骨と顎関節をリラックスさせながら上顎と下顎をリリースしているときは、咀嚼筋その他にも働きかけています。ここで「咀嚼筋を触診し、伸ばし、マッサージする」のセルフマッサージ (p.32) を思い出してください。大きなあくびや「ゆっくり伸ばす／『顔のストレッチ』」のエクササイズ (p.34) にも、すべての咀嚼筋と側頭下顎関節をリリースし、調整する効果があります。

咬筋を口の中からリラックスさせる――咬筋は口の中から触れることができます。始める前に手をよく洗ってください。

エクササイズの実践

　頬の部分にある咬筋に、人差し指か小指で、口の中からゆっくりとやさしく触れます。口は必要なだけあけておきましょう。正しい位置に触れているか自信がなければ、口をもう少しだけ大きくあけてみてください。口をあけると咬筋が伸びるので、咬むための強い筋肉としてはっきりと認識できます。はっきりと認識できたら、そこを指の先で、バターのようにやさしく触れてください。人差し指または小指を歯列の外に出して口角に触れさせ、再び口を少し閉じると、咬筋がやわらかくなって、やさしいタッチを受け入れやすくなります。このエクササイズをしている間は、すべての緊張を少しあけた口から吐き出しましょう。

上顎骨に触れてリラックスさせる　　各ポジションに3分

臥位または座位

　上顎骨は、正中口蓋縫合でつながる2つの部分からなり、口蓋骨、鋤骨（じょこつ）、篩骨（しこつ）を介して蝶形骨とつながっています。また、鼻腔と硬口蓋と眼窩を形成し、発話や声の発達にも重要な役割を果たしています。歯の噛み合わせは、上顎骨と下顎骨、側頭骨、側頭下顎関節、咀嚼筋の協調状態に大きく左右されます。

このセルフケアにより促進されるのは、

- まず上顎のリラクセーションと広がり、また、それによる、口蓋骨、蝶形骨、鼻骨、涙骨、篩骨のリラクセーションと広がり
- クラニオセイクラル・リズムの自由度とバランス

さらに、「鼻骨をリラックスさせる」のエクササイズにより促進されるもの（p.111を参照）も、ここに当てはまります。

「顔の骨に触れてリラックスさせる」のエクササイズ（p.113-p.114）では、上顎骨を、顔のその他の骨といっしょに施術しました。以下に紹介するのは、とくに上顎骨のための施術です。

エクササイズの実践

まず、四指の先で上顎骨に触れ、空間と広がりを招いて、上顎骨を穏やかにリラックスさせます。それから、親指を口蓋に当てて穏やかなディコンプレッションを行い、上顎骨をさらにリラックスさせることもできます。

上顎骨に触れる

四指の先で上顎にしっかりと触れます。小指が鼻の下に、薬指が小鼻の近く（鼻孔の外側）に、中指と人差し指が頬骨弓の下にくるようにしてください。親指は使いませんが、下顎に軽く触れていてもかまいません。

あとは「顔の骨に触れてリラックスさせる」のエクササイズ（p.113）と同じです。指先をゆっくりと皮膚の下の上顎骨につなぎ、空間と広がりを招き、動きと感触に耳を傾けてください。

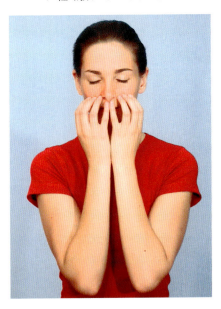

上顎骨に触れる

上顎骨をリラックスさせる

1. 始める前に手を洗ってください。親指を口蓋に当ててリラックスさせるときには、下顎を緩めて少し口を開けます。それからゆっくりと親指を口の中に入れ、上顎の中心線上の硬口蓋前方に当てます。

   口の外では人差し指の中ほどが鼻の下（で歯の上）に触れ、組織を介して上顎骨につながるようにします。組織とのつながりが明確になったら、タッチの圧を弱めましょう。

   注意：下顎の力を抜き、呼吸が自由に流れるようにします。また、骨盤を感じ、大地とつながり、意識を自分に集中しましょう。目を閉じて内側に耳を傾けてください。

2. 明確なつながりができたら、ゆっくりと、軽い穏やかなディコンプレッションを行います。ディコンプレッションは安定した動作で、鼻先（前）と顎先（下）の方向に行ってください。

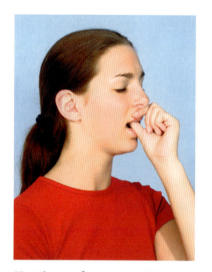 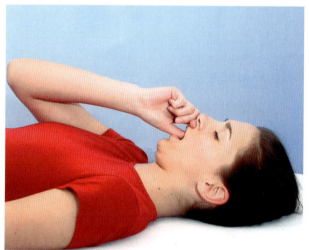

軽いディコンプレッションで上顎骨を穏やかにリラックスさせる

ディコンプレッションは「引っ張る」のとは違います！「誘う」だけで十分です。影響を受ける組織を、過剰に刺激しないでください。「限界」を尊重してください。誘うことによって、さまざまな組織が自然にリラックスしていくのを感じましょう。

上顎骨は、コンプレッションで緩めることもできます。コンプレッションの方向はさまざまで、顔の前方、足の方向、左右方向(左右で緩み方が違っている場合)や、その組み合わせになります。意図せず、ただ耳を傾け、上顎骨がどちらの方向にリリースされたがっているかを感じてください。十分な時間をとって、構造が自然に調和していくのを待ちましょう。

下顎骨をリラックスさせる　　2-5分

臥位または座位

このセルフケアは、手のポジションが「咀嚼筋を触診し、伸ばし、マッサージする」のエクササイズ(p.32)と同じなので、それと組み合わせることができます。下顎骨と側頭下顎関節をリラックスさせるべき理由についても、そのエクササイズのページにすでにある程度書いています。

このセルフケアによりサポートされるのは、
- 側頭下顎関節、咀嚼筋、頭蓋底、口腔底、舌骨、首、首周辺、肩周辺のリリース
- 骨盤部と臀部を含む胴体全体

エクササイズの実践

下顎の両側に四指のできるだけ広い表面で触れ、垂直線から30-45度の角度の、斜め下前方向にやさしくディコンプレッションを行うことにより、リラックスさせ続けます。

1. 四指の表面で下顎に広く触れます。上は顎関節の近くから下は顎先の近くまでの下顎のほぼ全域に触れてください(p.121の左上の写真を参照)。

   これをするために、中指と薬指をくっつけて下顎の一部に当て、小指を薬指にくっつけて顔の筋肉の一部に当てます。人差し指は、まず下顎の下の縁の位置を確認するためにそこに当て、それから、そのまま縁に当てておくか、縁の少し下に当てます。手首は左右を触れ合わせて、安定した支えにするとよいでしょう。人差し指、中指、薬指を、下顎の骨構造全体としっかりとつなげてください。

骨のレベルと明確につながることが、とても重要です。そうしなければ、次に行うディコンプレッションで、皮膚と結合組織しかリラックスさせることができません。皮膚や筋肉や靭帯のレベルを介して骨のレベルとつながるために、タッチの圧をわずかに強めてもかまいません。それから数分間、タッチの感触に耳を傾け、その部分に、あるいは体全体に何か変化が起きていないか観察します。内側への意識を高めるために、目は閉じたほうがよいかもしれません。

2. 下顎骨と明確につながったら、ゆっくりと軽く、きわめて穏やかなディコンプレッションを行います。顎先に対して30-45度の方向（座位であれば床の方向、臥位であれば足の方向）に、安定した動作で行ってください。ディコンプレッションの要領は上顎骨のときと同じで、影響される組織を強く引いて刺激するのでなく、緊張を30-45度の方向に手放すように穏やかに誘います。ここでも、組織がどの方向に解放されたがっているか、触診で感じとってください。

   下顎骨は、前方に向かって顔から遠ざかる方向、足の方向、左右の方向、あるいはそれらを組み合わせた方向のいずれかに向かって解放されます。解放される方向が上顎骨と同じ場合もあれば、違う場合もあります。どちらの方向への解放が始まっているかに耳を傾け、組織が休息のための一時停止をしているときはそれに気づいてください。自然な自己調整力を、阻むことなく、穏やかに誘うタッチで引き出してください。

3. 安定したディコンプレッションの最中に、四指の表面が、意図せず、ゆっくりとわずかに顎先の方向に動くことがあります（p.121の右上の写真を参照）。そのように動いても、下顎の骨のレベルとつながり続けてください。四指がさらに大きく顎先に近づいていく場合は、手を離しましょう。それから四指を置き直して同じテクニックをもう一度行ってもよいし、それまでのリラクセーションがどのように感じられるかをただ観察してもよいでしょう。

頭蓋仙骨系をリラックスさせる | 121

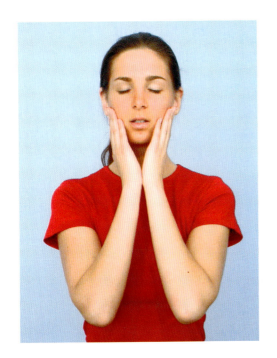
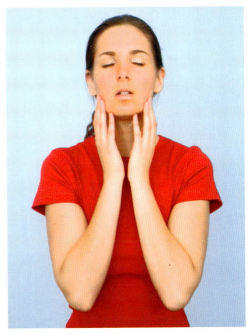
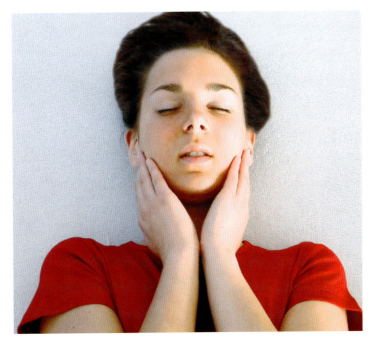

下顎骨に触れて
リラックスさせる

Vスプレッド・テクニック

各ポジションに2分

座位、臥位、立位

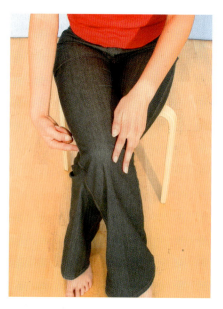

ウィリアム・ガナー・サザーランドは「潮流の方向づけ」について語っています。Vスプレッド・テクニックは、施術のなかでエネルギーを方向づけるために用いられ、簡単で、多くの場合、きわめて効果的です。このテクニックは、最初はエネルギーレベルに影響をあたえますが、続いて肉体の構造レベルにも影響をあたえます。「エネルギーは意図にしたがう」という言葉は、Vスプレッド・テクニックにも当てはまります。Vスプレッド・テクニックでは、意図によってエネルギーに変化を起こすからです。

Vスプレッド・テクニックには、硬く緊張した組織をきわめて穏やかにリラックスさせる効果があります。また、衝突などにより外傷を負った組織のバランスを回復させるために用いることもできます。写真は膝蓋骨への施術です。このテクニックは全身のどこにでも用いることができますが、とくに頭蓋縫合に用いたときに大きな効果を発揮します。

エクササイズの実践

1. 片手の人差し指と中指でV字をつくり、バランスを整えたい構造の表面に、構造を2本の指で挟むように置きます（写真を参照）。もう一方の手の人差し指を真っ直ぐに伸ばし、その指先をV字に向けて、体を挟んだ反対側に当てます。

2. V字に向けた人差し指は、エネルギーを方向づける役を果たします。V字で挟まれた部分は組織の緊張が解放される部分です。エネルギーを方向づける人指し指で、リリースとリラックスのエネルギーをV字に送ってください。そうすると、エネルギーが組織を横切り、その横切られた組織とV字の部分の組織がリリースされます。これをしている間、リラックスさせるエネルギーが人指し指から反対のV字側に動き、それから人差し指に戻り、再びV字側に動き、そこでその部位をリリースする映像を思い描いてください。そのように視覚化することにより、問題のある部位とその周辺の構造が自己修復しやすくなります。テクニックを用いながら、ときどき目を閉じて内側を観察してください。リラックス効果が感じられ、楽しめるようなら、Vスプレッド・テクニックを1箇所につき2-5分かけて用いてみましょう。前後にどのような変化を感じますか？

付録

クラニオセイクラル・セラピーとその施術について

　クラニオセイクラル・オステオパシーから派生したクラニオセイクラル・セラピーは、この数十年の間に独立したセラピーとしての地位を確立しました。理学療法士、マッサージセラピスト、代替療法家、助産師などのプロフェッショナルのなかにも、クラニオセイクラル・セラピーのスキルを持つ人が増えています。このセラピーは、リハビリテーションや看護や介護、末期医療など、さまざまな現場で利用することができます。乳幼児からおとなまでのあらゆる人を、それぞれの成長や変化や再出発などの局面でサポートできるセラピーなのです。クラニオセイクラル・セラピーの施術は、病気の症状にではなく、人というシステム全体に働きかけるものです。このセラピーに効果があるのは、頭蓋仙骨系のバランスを整えることによって体の自己治癒力を高めることができ、結果として体の障害を軽減または消滅させることができるからです。セルフケアに加えて、プロによるクラニオセイクラルの施術を受けるのが理想的です。

クラニオセイクラル・セラピーが役立つのは、

- 喘息
- 呼吸器疾患
- 椎間板ヘルニア
- 坐骨神経痛
- 高血圧
- 鬱
- 疲労
- ホルモン異常
- 耳の症状（耳鳴りなど）
- 多動
- 頭痛、偏頭痛
- 注意力と学習能力の問題
- 運動と知覚の機能不全
- 睡眠障害
- 筋痙攣
- ストレス
- 鬱血
- 歯と顎の問題（歯ぎしりなど）
- 妊娠中、産後
- 事故やショックのあと

プロによるクラニオセイクラルの施術の内容

　クライアントは着衣のまま、1時間ほど、リラックスできる場所でやわらかいマッサージテーブルに横たわります。施術の手順は施術者の経験、施術の意図、クライアントの反応、セッションの進み具合などによりさまざまです。施術者は足、仙骨、胴体、頭蓋底、頭部などを穏やかなタッチで触診します。頭部へのタッチはきわめて軽く、圧は1-2g（最大で5g）程度です。

　クラニオセイクラルの施術中は、クラニオセイクラル・リズムとその他のもっとゆっくりとした体のリズムが、通常時よりも自由に現れやすくなります。体内では、脳脊髄膜（中枢神経系を覆う鞘）の緊張や圧迫やよじれが和らいでいきます。また、そのプロセスで、落下や事故などの過去のショックやトラウマが蘇ることがあります。こうした「細胞記憶」は、神経系が一時的に活性化し、施術者がそれを信頼とともに見守ることで、リリース（解放）されていきます。施術者はそのためのスペースと時間を用意し、クライアントに寄り添って力の源を提供します。

　施術者はクライアントに寄り添い、クラニオセイクラル・リズムに耳を傾け、体のさまざまな部位にやさしく触れることを通して、クライアントの頭蓋仙骨系の調和を助けます。施術者が観察するのはおもに体液の状態、とくに脳脊髄液の流れです。クラニオセイクラル・セラピーには、生体力学的（バイオメカニカル）アプローチ、機能的（ファンクショナル）アプローチ、生体動力学的（バイオダイナミック）アプローチがあります。対話をしながらのプロセスの観察や、対話のスキルも、施術の重要な要素です。

　クラニオセイクラルの施術は、体のリリースとリラックスを、外から内に向けて促します。すると同時に、さまざまなリズムが体のあらゆる構造を通って、内から外に向かいます。この体の中心から末梢へ向かう活性化と再生の動きが、体のブロックを中心から外へ向かって解放していきます。そのため、施術の効果はさまざまですが、いずれにしても、体の治癒力を向上させるのです。

　プロによるクラニオセイクラルの施術は体のさまざまな系の調和を促し、それによって自己調整力と自己治癒力を高め、免疫系を強化します。このようにして病気の治癒と健康の維持に役立っているのです。

クラニオセイクラルの施術の非構造的側面

　クラニオセイクラルの施術には、肉体レベルのリラクセーションやバランス調整を超える効果があります。クラニオセイクラルのセッションを受けていると、体と心と魂をばらばらのものとしてでなく、ひとつのものとして味わうことが増えてきます。深いリラクセーションのなかで、広大な広がりやあふれるような信頼感、平和、至福などを体験すると、日常生活のなかでも、こうした力の源とつながりやすくなってきます。こうした感覚的体験はすべて、私たちがそれを信じてしたがうとき、自然な「本質体験」となるのです。

　クラニオセイクラル・セラピーの最大の効果は、自然治癒力の改善です。クラニオセイクラルの施術が私たちを治癒へと、そして体と心と魂の一体感へと自然に導き、細胞レベルまでサポートするのは、その施術が穏やかで非加療的で非操作的なものだからこそでしょう。クラニオセイクラル・セラピーのなかでもクラニオセイクラル・フローなどの穏やかなアプローチでは、体の構造に影響をあたえるような加療的な手技や強い圧はほとんど用いません。体のゆっくりとしたリズミカルな動きを知覚するのに必要なのは、やわらかなタッチです。熟練した施術者は、正常に動いている組織からも、緊張や収縮やブロックのある組織からも、情報を受けとることができ、触診してリリースを促します。

　肉体と感情のブロックはたいてい結びついています。そして、そのブロックは受け入れて知覚するべきものであり、治療により除去するべきものでも、無理に破壊するべきものでもありません。体の構造に起きていることはすべて、たとえそれが強い緊張だとしても、その人の物語の何かしらを伝えています。クラニオセイクラルの施術者は自分の直観を信じ、また、クライアントの体からのメッセージ、つまり「内なる医者」、「内なるヒーラー」、「内なるシャーマン」を信じているのです。

　丁寧で意識的なタッチを繰り返しているうちに、癒しの原動力である体のリズムを聴きとる力がついてきます。クライアントだけでなく施術者も、施術のたびに繊細な知覚を深めていくのです。この体験に終わりはなく、むしろ深まり続けます。クラニオセイクラルの施術者はこれを生涯体験し続けるのです。

用語解説

OIR：外旋と内旋(outer-inner rotation)。

PRM：第1次呼吸メカニズム(primary respiratory mechanism)。

Vスプレッド：エネルギーを方向づけるテクニック。

安定：体が休息し、平衡を保っている状態、または自然なバランスがとれている状態。

運動ニューロン：脳の命令を筋肉に伝える神経細胞。

横隔膜：胸部と腹部を分ける(つなぐ)、呼吸に重要な役割を果たす筋肉。

解剖学：体の構造に関する科学。

下顎骨：下顎を形成する骨。

可動性：全体としての柔軟性。位置や方向を変える能力。

冠状縫合：前頭骨と頭頂骨の間の縫合。

環椎：第1頸椎。

環椎後頭関節：環椎と後頭骨をつなぐ関節。

顔面骨：顔の骨。

胸郭上口：胸郭の上方への出口。

胸骨：胸部の中心にある骨。

頬骨：頬の骨。

胸腺：心臓の上、胸骨の奥にある腺。リンパ系の主要な器官。免疫系に重要な役割を果たすT細胞を産生する。

胸椎：両側で肋骨とつながる12個の椎骨。T1-T12。

禁忌：特定の治療法や診断法を用いるべきではない症状や理由。

屈曲：曲がること。「伸展」の反対(p.62を参照)。

クモ膜：硬膜と軟膜の間にあるクモの巣のような網目状の膜。

クモ膜顆粒：脳クモ膜の小さな突出部。脳硬膜を貫いて静脈洞に突き出している。ここで脳脊髄液が血流に吸収される。

クラニオセイクラル・リズム：約6-12サイクル／分の体内リズム。

頸椎：頸部の椎骨。上から7つ目までの椎骨。C1-C7。

結合組織：組織を分け、つなぎ、包み、保護する組織。柔軟性や弾性はさまざま。

口蓋骨：口蓋を形成する骨。

咬合：上下の歯の咬み合い方。

鉤状突起：下顎骨の一部。

後頭顆：環椎後頭関節の頭蓋側の部分。環椎につながる頭蓋骨後部の突出部。

後頭骨：頭蓋の後下部を形成する骨。

コンプレッション：ある部位の組織を自由にするために、手を使って、圧がかかる方向へと組織を誘い続けるテクニック。

細胞記憶：体細胞に蓄積された体験の記憶。

坐骨：座ったときに最下部にくる左右1対の骨。

視覚化：何かを視覚的に思い描くこと。

自己触診：自分の体を自分の指や手で触れて知覚すること。

篩骨：両目の間にある篩（ふるい）状の骨であり、鼻の内側上部を形成する。

視床：間脳の一部。内部刺激と外部刺激を収集・転換する部位。気づきへの入り口。

自動性：個々の部位が潜在的に持っている柔軟性、固有の動き。自発的に動く能力。

受容器：特定の刺激を受けとる神経細胞。

上顎骨：上顎を形成する骨。

松果体：脳内の小さな内分泌器官。

症状：特定の病気の兆候。特定の病気のパターンに属する特徴的な病的変化。

小脳鎌：硬膜の鎌状の部分で、小脳を左右の半球に分け、小脳テントと大後頭孔をつなぐ。

静脈洞：頭蓋内の大きな空洞。脳脊髄液はクモ膜顆粒を通ってここに流れ込み、ここから静脈／血流に入る。

触診：触れて感じることを通して知覚し、識別すること。

鋤骨：鼻中隔（鼻の中の隔壁）の一部を形成する鋤（すき）の形の骨。

自律神経系：意志や意識の影響に支配されない神経系（神経と神経節細胞からなる）。

靭帯：2つの骨をつなぐ、または内臓を定位置に保つ帯状の組織。

伸展：伸びること。「屈曲」の反対（p.62を参照）。

錐体骨：側頭骨の一部。

髄膜：脳と脊髄を包む膜。

静止点：クラニオセイクラル・リズムや、もっとゆっくりとした体のリズムを癒す休息状態。

脊髄硬膜：硬膜管。脊髄を覆う硬膜。

脊柱：脊椎、背骨。

舌骨：舌の筋肉を支持する骨。

セラピューティック・パルス：組織が緊張を手放すときに示す肉体的・エネルギー的な兆候。

仙骨：下背部の、癒合した5つの椎骨からなる骨。

仙腸関節：仙骨と左右の腸骨をつなぐ関節。

蠕動：消化管の運動。

前頭骨：額および眼窩上部を形成する骨。

前頭鼻骨縫合：前頭骨と鼻骨の間の縫合。

側頭筋：下顎骨を持ちあげて歯を咬み合わせる働きをする筋肉。

側頭骨：側頭部と頭蓋底の一部を形成する1対の複合骨。

咀嚼筋：咬筋、外側翼突筋、内側翼突筋、側頭筋。

大後頭孔：脊髄が通るための、後頭骨の大きな開口部。頭蓋骨の底部に位置する。

大転子：大腿骨上部の突出部。

大脳鎌：硬膜の鎌状の部分、大脳を左右の半球に分け、頭蓋骨の前後をつなぐ。

太陽神経叢：上腹部の自律神経叢。

蝶形骨：目の奥の頭蓋骨底部にある骨。

腸骨：寛骨を形成する3対の骨のうちの1対。

調整：生物が、さまざまな制御機構（ホルモンや神経など）により、内臓系を調節すること。生物が、生理的な平衡状態を維持することにより、無意識に環境の変化に適応すること。

頭頂骨：頭頂部を形成する骨。

ディコンプレッション：ある部位の組織を自由にするために、手を使って、圧を解放する方向へと組織を誘い続けるテクニック。

トーヌス：筋組織の軽い緊張（部分的な収縮）状態。

内分泌系：ホルモンを分泌する腺のシステム。

軟膜：脳と脊髄に直接付着するやわらかい膜。髄膜の一部。

乳様突起：耳の後下方部にある側頭骨の突出部。

脳下垂体：蝶形骨の上にある内分泌器官。

脳硬膜：脳などの頭蓋内組織を包む強靭な結合組織。

脳脊髄液：脳と脊髄の中にある液体。

尾骨：脊柱の最下部の骨。

鼻骨：鼻梁を形成する骨。

腹直筋：恥骨と胸骨をつなぐ主要な腹筋。

ブレグマ：冠状縫合と矢状縫合が交わる点。

扁桃体：大脳辺縁系の一部。

縫合：頭蓋の骨と骨の間の継ぎ目（連結部）。

ミッドタイド：約2-3サイクル／分の、体内の潮流のような動き。

脈絡叢：脳室内にあり、新鮮な脳脊髄液を産生する、血管に富んだ組織。

迷走神経：第10脳神経。副交感神経系で最長の神経。

矢状縫合：左右の頭頂骨の間の縫合。

腰仙関節：最下部の腰椎と仙骨をつなぐ関節。

腰椎：下背部の5つの椎骨。L1-L5。

リズム：均一の動き。周期的な変化。自然のプロセスの規則的な反復。

鱗状縫合：頭頂骨と側頭骨の間の縫合。骨の縁が重なって鱗状になっている。

ロングタイド：約1サイクル/100秒の、体内の潮流のような動き。

参考文献

Agustoni, Daniel, Craniosacral Rhythm, Japanese Edition, GAIA BOOKS 9784882827979

Agustoni, Daniel. *Craniosacral Rhythm: A Practical Guide to a Gentle Form of Bodywork Therapy*. Edinburgh: Churchill Livingstone/Elsevier, 2008.

Agustoni, Daniel, Craniosacral Therapy for Children, Berkeley, CA: North Atlantic Books, 2013.

Arnold, Anthony P. *Rhythm and Touch: The Fundamentals of Craniosacral Therapy*. Berkeley, CA: North Atlantic Books, 2009.

Becker, Rollin E. *The Stillness of Life*. Portland, OR: Stillness Press, 2000.

Chaitow, Leon. *Palpation and Assessment Skills*. Edinburgh: Churchill Livingstone, 2009.

Heller, Diane Poole, and Laurence S. Heller. *Crash Course: A Self-Healing Guide to Auto Accident Trauma and Recovery*. Berkeley, CA: North Atlantic Books, 2001.

Kern, Michael. *Wisdom in the Body*. London: Thorsons, 2005.

Levine, Peter A. *Healing Trauma*. Louisville, CO: Sounds True Audio, 2008.

Levine, Peter A., and Ann Frederick. *Waking The Tiger: Healing Trauma*. Berkeley, CA: North Atlantic Books, 1997.

Liem, Torsten. *Craniosacral Osteopathy: Principles and Practice*. Edinburgh: Churchill Livingstone, 2005.

Lipton, Bruce. *The Biology of Belief: Unleashing the Power of Consciousness, Matter, and Miracles*. Carlsbad, CA: Hay House, 2008.

Lipton, Bruce H., and Steve Bhaerman. *Spontaneous Evolution: Our Positive Future and a Way to Get There from Here*. Carlsbad, CA: Hay House, 2010.

Oschman, James. *Energy Medicine: The Scientific Basis*. Edinburgh: Churchill Livingstone, 2000.

Pert, Candace B. *Molecules of Emotion: Why You Feel the Way You Feel*. New York: Pocket Books, 1999.

Ridley, Charles. *Stillness: Biodynamic Cranial Practice and the Evolution of Consciousness*. Berkeley, CA: North Atlantic Books, 2006.

Shea, Michael J. *Biodynamic Craniosacral Therapy, Volume One*. Berkeley, CA: North Atlantic Books, 2007.

Sutherland, William G. *Teachings in the Science of Osteopathy*. Yakima, WA: Sutherland Cranial Teaching Foundation, 1990.

Upledger, John E. *SomatoEmotional Release: Deciphering the Language of Life*. Berkeley, CA: North Atlantic Books, 2002.

———. *Your Inner Physician and You*. Berkeley, CA: North Atlantic Books, 1997.

Upledger, John E., and Jon D. Vredevoogd. *CraniosacralTherapy*. Seattle, WA: Eastland Press, 1983.

おすすめの音楽

Deuter. *Dream time*. New Earth Records
———. *Illumination of the heart*. New Earth Records.
———. *Reiki: Hands of Light*. New Earth Records.
———. *Reiki - Hands of Love*. New Earth Records
———. *Sea and Silence*. New Earth Records.
———. *Wind & Mountain*. New Earth Records.
Kamal. *Reiki Whale Song*. New Earth Records.
Naegele, David. *Temple in the Forest*. New World.
Wiese, Klaus. *Mudra*. Aquamarin.
Wiese, Klaus, Ted de Jong, and Mathias Grassow. *el-Hadra (the Mystick Dance)*. Edition AK, Silenzio Music.

謝 辞

　本書の執筆に当たり、私を支えてくださったすべての方々に心より感謝します。このプロジェクトのあらゆる段階において私を支えてくださり、長年にわたり、スイスおよび海外でのコースに同行してくださっているペトラ・ラインマスには特別の感謝を捧げます。フィードバックをくださったヘイニ・ミューラーとヨアヒム・リヒテンベルクにも感謝の意を表したいと思います。

　写真撮影に関しては、トム・シュナイダーとアニューシュカ・コロネロに、スフィンクス・インスティテュートのオフィスでの積極的な協力に関しては、クリスティン・マデルに感謝します。

　カラーの頭蓋骨図の使用を許可してくださったマーカス・ソマー氏とヨハネス・ローヘン博士に感謝します。とくにローヘン博士には、機能的でホリスティックなアプローチが記載された彼の著書である、優れた解剖学書を参照させていただきました。

　ピーター・レヴィンとスイスのソマティック・エクスペリエンシング・トレーニングⅡの協力チームのみなさんにも感謝します。

　クラニオセイクラルの施術の、さまざまなアプローチを私に指導してくださったすべての先生方にも、心より感謝の意を表したいと思います。スフィンクス・インスティテュートでご指導くださり、本書に序文を書いてくださったウィリアム・マーティン・アレン博士には特別の感謝を捧げます。同様に、ブルース・リプトン、アンソニー・アーノルド、ベンジャミン・シールド、ヤープ・ヴァン・デル・ワル、ロバート・シュライプにも感謝を捧げます。

　そしてもちろん、私に学び続ける機会をあたえ続けてくださっている私のすべてのクライアント、私のクラニオセイクラル・トレーニング・コースへのすべての参加者に感謝します。

セルフケアの組み合わせ

パート1、2、3のセルフケアの組み合わせ3例

例1

「体を揺らして緩める」（p.23）

「咀嚼筋を触診し、伸ばし、マッサージする」（p.32）

「呼吸を感じ、観察する」と「循環呼吸」（p.38-p.39）

「リソース——自分を意識的に力の源につなぐ」（p.40）

「全体としての体」（p.53）

「大腿、骨盤の両端、頭部でクラニオセイクラル・リズムともっとゆっくりとしたリズムを聴く」（p.58）

「体のリズムを知覚し、識別する」（p.55）

「軽い筋膜グライディングで結合組織をリラックスさせる」（p.91）

「頭蓋縫合を感じ、リラックスさせる」（p.97）

「後頭骨で静止点を誘導する」（p.82）

「穏やかなイヤプルで側頭骨をリラックスさせる」（p.108）

「仙骨と後頭骨に触れてリラックスさせる」（p.76）

「仙骨と脊柱と後頭骨のつながりを感じる」（p.42）

「足、脚、骨盤、仙骨——グラウンディング、センタリング、コネクティング」（p.41）

例2

「筋肉をたたき、揺り動かし、振動させる」（p.24）

「体を伸ばす」（p.25）

「肋骨弓をリラックスさせる」（p.28）

「腹部のマッサージ」（p.30）

「咀嚼筋を触診し、伸ばし、マッサージする」（p.32）

「リソース——自分を意識的に力の源につなぐ」（p.40）

「足、脚、骨盤、仙骨——グラウンディング、センタリング、コネクティング」（p.41）

「胸郭、肩甲骨、肩、腕、頸椎、頭部を感じる」（p.44）

「全体としての体」（p.53）

「大腿、骨盤の両端、頭部でクラニオセイクラル・リズムともっとゆっくりとしたリズムを聴く」（p.58）

「体のリズムを知覚し、識別する」（p.55）

「骨盤で静止点を誘導する」（p.81）

「結合組織をリラックスさせる」（p.84）

「穏やかなイヤプルで側頭骨をリラックスさせる」（p.108）

「仙骨と脊柱と後頭骨のつながりを感じる」（p.42）

「足、脚、骨盤、仙骨——グラウンディング、センタリング、コネクティング」（p.41）

例3

「胸腺をたたく」（p.26）

「頭皮のマッサージ」（p.35）

「耳のマッサージ」（p.36）

「リソース——自分を意識的に力の源につなぐ」（p.40）

「仙骨と脊柱と後頭骨のつながりを感じる」（p.42）

「体の部位を個別に感じる」（p.45）

「全体としての体」（p.53）

「大腿、骨盤の両端、頭部でクラニオセイクラル・リズムともっとゆっくりとしたリズムを聴く」（p.58）

「結合組織をリラックスさせる」（p.84）

「顔の骨を感じ、リラックスさせる」（p.113）

「頭蓋縫合を感じ、リラックスさせる」（p.97）

「穏やかなイヤプルで側頭骨をリラックスさせる」（p.108）

「仙骨をリラックスさせる」（p.68）

「骨盤で静止点を誘導する」（p.81）

「呼吸を感じ、観察する」（p.38）

「足、脚、骨盤、仙骨——グラウンディング、センタリング、コネクティング」（p.41）

セルフケアのための索引

項目	ページ
脚、感じる	41
足、感じる	41
足のマッサージ	27
イヤプル	108
腕、感じる	44
横隔膜部	48
顔の骨、感じ、リラックスさせる	113
下顎骨、リラックスさせる	119
肩、感じる	44
体、伸ばす	25
体の部位、知覚し、リラックスさせ、つなぐ	45
体のリズム、知覚し、識別する	55
体、揺らして緩める	23
胸郭、感じる	44
胸腺、たたく	26
胸部	49
筋肉をたたき、揺り動かし、振動させる	24
口	50
クラニオセイクラル・リズム、聴く	58
頸椎、感じる	44
結合組織、リラックスさせる	84
肩甲骨、感じる	44
後頭骨、静止点を誘導する	82
後頭骨、仙骨と脊柱とのつながりを感じる	42
後頭骨、触れてリラックスさせる	76, 110
呼吸、感じ、観察する	38
呼吸、循環	39
個々の部位、感じる	45
骨盤、感じる	41
骨盤、静止点を誘導する	81
骨盤部	47
循環呼吸	39
上顎骨、リラックスさせる	116
身体意識、全身の	53
頭蓋骨(頭部)、リラックスさせる	93
頭蓋骨、触れ、その動きを聴く	99
頭蓋底、リラックスさせる	94
頭蓋縫合、感じ、リラックスさせる	97
脊柱、感じる	42
仙骨、感じる	41
仙骨、リラックスさせる	68
仙腸関節、リラックスさせる	78
前頭骨、触れる	101
腺、働きを向上させる	52
側頭下顎関節、リラックスさせる	115
側頭骨、リラックスさせる	106
咀嚼筋、触診し、伸ばし、マッサージする	32, 116
チャクラバランス	52
頭頂骨、触れてリラックスさせる	102
頭皮のマッサージ	35
頭部、感じる	44
頭部(頭蓋骨)、リラックスさせる	93
内臓、知覚し、触れてリラックスさせる	45
喉と首	49
喉と首、リラックスさせる	49
パワーの源(リソース)、意識してつながる	40
鼻骨、リラックスさせる	111
Vスプレッド・テクニック	122
部位の移行部、知覚し、リラックスさせ、つなぐ	45
腹部	48
腹部のマッサージ	30
耳のマッサージ	36
目	50
リソース(パワーの源)、意識してつながる	40
肋骨弓、リラックスさせる	28

ウェブサイトとインフォメーション

ダニエル・アグストーニによる講演、クラニオセイクラル・フローの入門および上級トレーニング、セルフ・ケアのコースに関する情報

スフィンクス・クラニオセイクラル・インスティテュート
Sphinx-Craniosacral-Institute, Daniel Agustoni,
Büsserachstrasse 228, CH-4232 Fehren/SO, Switzerland
Tel: +41(0)61 731 23 24
Email: sphinx@craniosacral.ch
Websites: www.craniosacral.ch
www.craniosacralflow.com
http://www.iahp.com
http://www.craniosacral.co.uk
http://www.craniosacralflow.com/

著者は世界各地でクラニオセイクラルのセミナーを開催しています。
提供するコースには、クラニオセイクラル・フローの入門コース、上級コース、休日コースなどがあります。

クラニオセイクラル・セラピストのウェブサイト
www.iahp.com
www.ccst.co.uk
www.craniosacral.co.uk
www.craniosacralflow.ch

ソマティック・エクスペリエンシングの訓練を受けたセラピストのウェブサイト
www.traumahealing.com

頭蓋骨のカラー・モデルの出所はSOMSO MODELです。
Website: www.somso.de
Email: somso@t-online.de

著者について

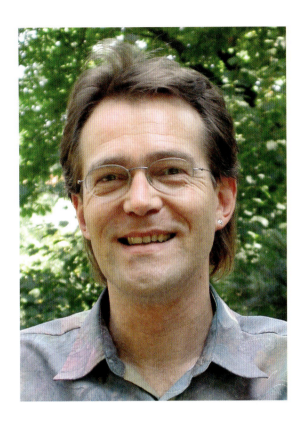

ダニエル・アグストーニ(Daniel Agustoni)

クラニオセイクラル・セラピーを25年間実践している。スイス、バーゼルにスフィンクス・クラニオセイクラル・インスティテュートを設立し、ディレクターを務める。クラニオセイクラル・セラピーに加え、伝統的なマッサージ、バイオダイナミック・マッサージ、筋筋膜リリース、コンシャス・ブリージング、システミック・ファミリー・コンステレーション、ゲシュタルト療法、ソマティック・エクスペリエンシング、代替医療のトリートメントメソッドなどを学ぶ。幅広い訓練と経験をもとに、クラニオセイクラル・フローという、体のさまざまな系のバランスを整えて自己治癒を促す独自のアプローチを開発。3冊の著書は8ヵ国語に訳されている。著書に『クラニオセイクラル・リズム』（ガイアブックス）がある。

著者：

ダニエル・アグストーニ (Daniel Agustoni)

前ページ参照。

監修者：

松本 くら（まつもと くら）

ボディワーカー・ヨガティーチャー。東京大学文学部卒業後、からだとこころのバランスに関心を持ち、日本及びインドでヨガを学ぶ。その後、エサレンボディワーク、クラニオセイクラル、機能解剖学などの各種ボディワークから健やかなからだへのアプローチを学び、現在それらの個人セッション、ヨガ教室、スクールを展開。著書に『プレヨガで「あなたのヨガ」をはじめよう』（BABジャパン）、『肩コリ解消六四通り』（ブルーロータスパブリッシング）、監修書に『ヨガボディ』（ガイアブックス）がある。エサレンボディワーク認定プラクティショナー、インターナショナルクラニオセイクラルバランシング協会認定プラクティショナー、バイオダイナミッククラニオセイクラルセラピスト、AIAHS認定アロマテラピスト、日本エステティック協会認定フェイシャルエステティシャン。

翻訳者：

千代 美樹（せんだい みき）

ポラリティセラピスト、カラーセラピストとして活動。クラニオセイクラルセラピーは、ポラリティセラピーのカリキュラムの一環として学び、実践を続けている。訳書に『世界のベストマッサージテクニック』『マッサージバイブル』（ガイアブックス）、『胎児は知っている母親のこころ』（日本教文社）など。

Harmonizing Your Craniosacral System
クラニオセイクラルセラピー 健康と運命を自分で支配する法則

発　　　行　2015年12月25日
発　行　者　吉田　初音
発　行　所　株式会社 ガイアブックス
　　　　　　〒107-0052 東京都港区赤坂1-1-16 細川ビル
　　　　　　TEL.03 (3585) 2214　FAX.03 (3585) 1090
　　　　　　http://www.gaiajapan.co.jp

Copyright GAIABOOKS INC. JAPAN2015
ISBN978-4-88282-957-7 C3047

落丁本・乱丁本はお取り替えいたします。
本書を許可なく複製することは、かたくお断わりします。
Printed in China